Jack Painter
Befreiung durch Körpertherapie

Jack Painter

Befreiung durch Körpertherapie

Mit neuen Körperenergien zu einem stabilen
äußeren und inneren Gleichgewicht

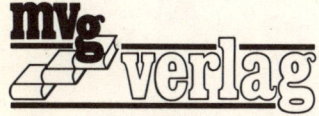

CIP-Kurztitelaufnahme der Deutschen Bibliothek

Painter, Jack:
Befreiung durch Körpertherapie: mit neuen
Körperenergien zu e. stabilen äußeren und inneren
Gleichgewicht / Jack Painter. [Aus d. Amerikan.
übertr. von Sabine Schwabenthan]. — Paperbackausg.
— Landsberg am Lech: mvg-Verlag, 1987.
  (mvg-Paperbacks; 314)
  Aus d. Ms. übers. — Ausg. im Kösel-Verl.,
  München u. d. T.: Painter, Jack: Körperarbeit
  und persönliche Entwicklung
  ISBN 3-478-03140-0
NE: GT

Jack Painter: »Körperarbeit und persönliche Entwicklung«
Copyright © 1984 by Jack Painter
Copyright © 1984 für die deutsche Ausgabe beim Kösel-
Verlag, GmbH & Co., München
Aus dem Amerikanischen übertragen von Sabine Schwabenthan.

© für die Paperbackausgabe von »Befreiung durch Körpertherapie«
mvg — moderne verlagsgesellschaft mbh
8910 Landsberg am Lech
Umschlaggestaltung: Baeuerle & Gruber
Druck- und Bindearbeiten: Presse-Druck Augsburg
Printed in Germany 030 140 / 387802
ISBN 3-478-03140-0

Inhalt

1 Auf der Suche nach der Einheit

Bevor ich mich 1965 der Körperarbeit zuwandte, war ich Professor der Philosophie. Damals hatte ich nur geistige Interessen. Ich las viel, spekulierte und diskutierte mit Gleichgesinnten. Dabei vernachläßigte ich meinen Körper und meine Gefühle, bis sie sich zu rächen begannen und mein intellektuelles Leben störten. Ich war unsicher und verwirrt. Meine Muskeln verkrampften und verknoteten sich, so daß ich unter ständigen Schmerzen und Krämpfen litt. Da stand ich nun: Ein junger Professor der Philosophie, beinahe auf dem Höhepunkt seiner selbstgewählten Laufbahn, völlig festgefahren, mit rundem Rücken, verdrängter Sexualität und mit den nach außen gedrehten, wackligen Beinen eines unsicheren Säuglings. Schultern und Nacken waren ständig angstvoll nach vorne gebeugt.

Anfangs glaubte ich, meine Probleme durch Physiotherapie lösen zu können. Ich versuchte meine Verkrampfungen beim Sport los zu werden; beim Schwimmen, Tennis, Basketball und Gewichtheben. Dadurch fühlte ich mich tatsächlich kräftiger, aber leider auch noch angespannter und steifer. Hatha Yoga, Atemtherapie, Dehnungsübungen und Meditation waren der nächste Schritt. Wohl lösten sich die Spannungen und ich wurde durch die Yoga Asanas beweglicher, aber meine Grundkörperhaltung – gebeugter Rücken, nach außen gestellte Beine, krumme Schultern und nach vorne geschobener Nacken – änderte sich wenig. Ebenso erschienen mir Körper, Intellekt und Emotionen keineswegs im Einklang. Ich hatte meine emotionale Unsicherheit zwar besser als früher im Griff, fühlte mich jedoch zersplittert in Teile, die nicht zusammenpaßten. Immer deutlicher spürte ich, daß ich noch weitergehen mußte.

Ich hatte von einer revolutionären Technik gehört, die nach ihrer Begründerin Ida Rolf, »Rolfing« genannt wird. Durch diese

Technik gelingt es dem Therapeuten, mit tiefgehenden und schmerzhaften Griffen, Knoten im Körper zu lösen. Die Aussicht, Schmerzen zu erleiden, machte mir Angst. Mein Bedürfnis nach Erleichterung war jedoch so groß, daß ich mich der kompletten Serie von Rolfing-Sitzungen unterzog. Die Behandlung befaßt sich systematisch mit verschiedenen Muskelgruppen und -schichten. Als der »Rolfer« die tiefen, behandlungsbedürftigen Bereiche meines Körpers mit Ellbogen und Handgelenken bearbeitete, erlebte ich nicht nur eine befriedigendere und größere Entspannung als je zuvor, ich wurde auch überflutet von längst vergessenen Gefühlen und Gedanken: Die Angst beim Tode meines Vaters, bei den Schulprügeleien, der Ärger über den Weggang meiner Mutter – all diese Erinnerungen wurden wieder lebendig. Ich erlebte meinen Körper als ein Gefäß für Emotionen und Ideen, aber es steckten darin mehr Gefühle, mehr Gedanken, als ich aushalten und verkraften konnte.

Dies war meine erste Begegnung mit dem großen Feld der »Körperarbeit«, die weit mehr Techniken umfaßt als nur das Rolfing. Alle Methoden setzen sich zum Ziel, den Menschen durch die direkte Behandlung des Körpers anzusprechen. Meine Körperhaltung änderte sich häufig während dieser Zeit, jedoch waren die Änderungen – Beine und Becken dehnten sich – so ungewiß und kurzlebig wie meine geistige Entspannung. Immer sehnsüchtiger wünschte ich mir die Entkrampfung jedes einzelnen Körperteils, denn ich erkannte, daß diese Therapie alte, heftige und problematische Verhaltensweisen wieder aufleben läßt. Ich wünschte mir, mit diesen besser umgehen zu können und sie in eine bleibende körperliche Veränderung zu integrieren. Deshalb wandte ich mich einer Therapie zu, die gleichzeitig mit dem Körper und den Gefühlen arbeitet.

In der »Reichianischen Therapie«, genannt nach dem Österreicher Wilhelm Reich, machte ich einen ersten Schritt zu meiner persönlichen Entwicklung. Ich konnte einen Teil meiner Unsicherheit überwinden. Während der Rolfer sich hauptsächlich um eine körperliche Anpassung bemüht hatte – die dabei freigesetzten Gefühle blieben mir selbst überlassen – ermutigte mich der

Reichianer, die blockierten Gefühle nicht nur freizusetzen, sondern auch auszuleben. Mit vielfältigen Atemtechniken – Keuchen, Seufzen, forcierter Zwerchfell- und Brustatmung, verstärktem Ausatmen – konnten sich Energien, Gefühle und Gedanken aufbauen und in Augenblicke tiefer Entspannung auflösen. Für die Reichianer ist dies der natürliche Rhythmus energetischer Auf- und Entladung. Dabei half mir der Therapeut mit gezielten Eingriffen. Ich begann, mich jeweils nur auf ein Gefühl zu konzentrieren und gewann dadurch allmählich mehr Klarheit.

Trotzdem vermißte ich die systematische Körperarbeit, die ich beim Rolfing erlebt hatte. Während der Rolfer sich mit meinem Körper befaßt hatte und annahm, meine Gefühlswelt entsprechend zu beeinflussen, konzentrierte sich der Reichianer auf meine Gefühle, in der Vorstellung, auch meinen Körper dadurch zu harmonisieren. Ich muß zugeben, daß ich durch die Reichianische Therapie weicher und ausgeglichener wurde. Trotzdem fehlte mir immer noch eine natürliche, aufrechte Haltung. Ähnlich erging es mir mit der von dem österreichischen Psychotherapeuten Fritz Perls entwickelten »Gestalttherapie«. Bei dieser Therapie sollte ich ausschließlich erleben, fühlen und ausdrücken, was gerade jetzt und hier geschah. Widersprüchliche Emotionen wurden sich gegenübergestellt und sollten sich durch vollständiges Durchleben auflösen. Obwohl der Gestalttherapeut die Rolle des Körpers und die Notwendigkeit, Gefühle auch körperlich auszudrücken betonte, blieb der Körper für ihn nur ein Mittel des emotionalen Ausdrucks. Ich fühlte, daß mein Körper dabei zu kurz kam.

Langsam begriff ich, daß ich Körper und Gefühle zwar beachtete, sie jedoch als manipulierbare Gegenstände betrachtete. Noch hatte mein gut ausgebildeter Intellekt alles unter Kontrolle, er sah zu, wie weit er seine Pläne ausführen konnte, Körper und Gefühle gegeneinander auszuspielen. In Wahrheit trennte ich also Leib, Seele und Geist. Ich war davon ausgegangen, daß das bessere Funktionieren meines Körpers mir mehr Freude und geistige Kraft schenken würde. Als dies jedoch nicht automatisch eintrat, sagte ich mir: Wenn du dich durch all diese wirren

Gefühle und Gedanken durcharbeitest, bekommt dein Körper vielleicht eine echte Chance, sich zu ändern. Jetzt begriff ich jedoch, daß das wirkliche Problem in meiner Vorstellung lag, etwas für meinen Körper *oder* meinen Geist tun zu müssen. In diesem Buch werde ich zeigen, wie wir Körper und Geist erst teilen und dann vergeblich versuchen, sie wieder zusammenzubringen. Ich sage bewußt vergeblich, wie wir noch sehen werden, sind wir nämlich eine Einheit von Körper, Seele und Geist. Das müssen wir nur erkennen und annehmen.

Die Spaltung meiner Person, in Körper, Seele und Geist war eigentlich nur eine Form der Selbstverteidigung. Eine Art »Panzer« wie die Reichianer sagen, gegen Emotionen und Gefühle aus der Kindheit, denen ich nun lernte entgegenzutreten. Ich hatte diesen Panzer noch verstärkt und abgesichert durch die chronische Verspannung der Nacken- und Schultermuskeln. Ich hatte meinen überaktiven Kopf von meinem Herzen und meinem Wunsch nach Liebe getrennt. Auch mein Zwerchfell war verspannt und trennte das Herz von meinen unbefriedigten sexuellen Bedürfnissen. So gelang es mir immer wieder, mich erfolgreich zu verteidigen.

Mein Panzer hatte aber auch weiche Stellen. Es gab eine Art Pufferzone gegen den Schmerz, eine schützende Fettschicht in der Bauch- und Oberschenkelgegend. Dort war ich außen weich, innen jedoch, wo sich die tiefen Muskeln befinden, verkrampft und unbeweglich. Ich erkannte, daß ich ein Ungleichgewicht zwischen meinem äußeren und inneren Selbst geschaffen hatte, zwischen meiner äußeren Verwundbarkeit und dem in mir aufgestauten Ärger. Der Rolfer und bis zu einem gewissen Grad auch der Reichianer hatten meinen Körper wie eine Zwiebel behandelt, die von außen nach innen geschält werden muß. Ich aber fühlte, daß ich das äußere und innere Selbst gemeinsam befreien mußte. Ich durfte sie nicht getrennt bearbeiten, denn ich wußte, daß sich mein Panzer sonst nur weiter nach innen verlagern würde.

Das Wissen um diesen Panzer war für mich ein erster Schritt. Aber wie konnte ich weiter gehen? Ich mußte einen Weg finden, mit mir als Einheit zu arbeiten. Gefühle, Gedanken und Körper sollten gemeinsam behandelt werden. Ich durfte sie nicht als Mittel zur gegenseitigen Befreiung sehen. Darum suchte ich nicht mehr nur nach einem Weg, meine Verspannungen und Abwehrhaltungen in Nacken, Schultern und Zwerchfell zu behandeln, sondern auch nach einer Methode, das weiche, träge Gewebe an Bauch und Oberschenkeln zu straffen. Zugleich wollte ich auch die tiefer sitzenden Spannungen in meinem Körper loslassen. Mir wurde immer deutlicher, daß ich meine Veränderung selbst in die Hand nehmen mußte.

Zwei Dinge waren es, die mir das intellektuelle Leben, die Karriere als Professor der Philosophie nicht geben konnten: Ich wollte mit den Händen arbeiten und wünschte mir unmittelbaren emotionalen Kontakt zu anderen Menschen. Als ich dieser Sehnsucht nachgab, entdeckte ich den Weg zu meiner eigenen Einheit. Ich erkannte, daß es mir trotz meiner eigenen Unvollkommenheit möglich war, mit anderen zu arbeiten und mit ihnen Kontakt als Körpertherapeut aufzunehmen.

In dieser Zeit des Lernens hatte ich keine Lehrer. Ich ließ mich ausschließlich von meinen Händen und meiner Intuition leiten und ging ganz in der Arbeit mit Freunden auf. Manchmal gab ich bis zu dreißig Sitzungen pro Woche. Während ich das Bindegewebe, das die Muskeln umkleidet und bewegt, behandelte, ermutigte ich meine Freunde, mit ihrer Atmung zu spielen. Sie sollten abwechselnd schnell und langsam, stark und sanft, tief und flach atmen, um ihre Energie aufzuladen und zu entladen. Dabei hochkommende Gefühle sollten sie direkt äußern. Mehr und mehr gelang es mir, den Rhythmus meiner Behandlung den Veränderungen des Atems und der Emotionen anzugleichen. Die Erfolge verblüfften mich. Niemals hätte ich es für möglich gehalten, daß ich zu einer so raschen, bleibenden und ganzheitlichen Entwicklung beitragen könnte. Wenn ich mit meinen Freunden arbeitete, atmete ich mit ihnen, teilte ihre Energien, Gedanken und Gefühle. Ich bemühte mich dabei auch um meine eigene Entwicklung, um meine eigene Einheit.

Aus diesen Erfahrungen entwickelte sich die »Posturale Integration«. Ich möchte diese Art der Körperarbeit in meinem Buch vorstellen. Für mich ist die Posturale Integration keine eklektische Zusammenfassung von Techniken, die ich etwa bei den Rolfern, Reichianern und den Gestalttherapeuten erfahren oder gelernt habe. Sie ist vielmehr eine einmalige Annäherung an den ganzen Menschen. Ich erkannte, daß wir uns immer ganz ändern, nicht erst körperlich und dann geistig oder umgekehrt; nicht ein wenig außen und später ein wenig innen. Soll unsere Entwicklung von bleibendem Wert sein und unser Leben sich neu gestalten, dann muß sich unser ganzes Selbst gleichzeitig ändern. Meine Erfahrung beginnt an einem ganz bestimmten Punkt: Da, wo die Erfahrung des Körpers der des Geistes, die des inneren Selbst der des äußeren Selbst entspricht. Man kann seine Erfahrungen weder teilen noch manipulieren; man kann ihnen nur folgen, sich ihnen hingeben. Für mich war dies zuerst eine erschreckende Erkenntnis, denn ich mußte es aufgeben, mich oder andere kontrollieren zu wollen.

Das Zusammenfließen von Körper und Geist, von meinem inneren und meinem äußeren Selbst, veränderte mein Leben. Ich fühlte eine neue Freiheit und eine neue Beweglichkeit, und dies strahlte auch auf meine Umwelt aus. Angst und Unsicherheit hatten mich während meiner Kindheit an mein Heim und meine Mutter gebunden. Auch die Universität erschien mir als ein sicheres Refugium in einer unberechenbaren Welt. Nun fühlte ich mich wirklich frei, aus der akademischen Laufbahn auszubrechen und den Süden, wo ich aufgewachsen war, zu verlassen. Ich war frei zu reisen und dort Körperarbeit zu praktizieren, wo ich es wollte.

Ich kam mir vor wie ein Pionier. Ich arbeitete an verschiedenen Plätzen der Vereinigten Staaten und später in den verschiedensten Ländern dieser Erde. Gemessen an der eher europäischen Kultur der Ostküste und des Südens, wo ich herstamme, verhielt ich mich jetzt ungebunden wie ein »Vagabund«. Viele europäisch ausgerichtete Menschen behandeln ihren Körper wie ein Instrument, das sie pflegen, um ihre Suche nach höheren kulturellen Werten zu verfolgen. Leider verlangen diese Werte, daß man sich geistig auf einige intellektuelle Themen begrenzt und an einigen wenigen Plätzen bleibt.

Als der »Vagabund«, der ich nun geworden war, folgte ich einfach den Instinkten und den Gefühlen meiner neuen Persönlichkeit. Ich ließ mich von einem Platz zum anderen treiben: Zur Westküste, nach Latein-Amerika, Quebec, Europa, Asien. Auf meinen Reisen erlebte ich die Weite anderer Länder und fremder Kulturen. Ich lernte die verschiedensten Charaktere und Körperstrukturen kennen. Aus allen diesen Erfahrungen entstand eine umfassende und flexible Auffassung von den Möglichkeiten, mich und meine Klienten zu verändern.

Aber, stellte ich fest, jede wirkliche Entwicklung hat zwei Seiten. Nicht nur, daß unsere ganze Persönlichkeit, unser Inneres und Äußeres, sich ändert. Bei jeder wirklichen Veränderung finden wir auch eine Mitte, einen sicheren Hafen, ein Ziel, dank derer sich unsere Entwicklung geordnet und vernünftig vollzieht. Die tiefe Körperarbeit, die ich erlebte, half mir den Panzer zu durchbrechen und die Spannungen, die Kopf, Herz und Sehnsüchte voneinander trennten, aufzulösen. Je mehr ich alte Verhaltensweisen aufgab, um so leichter und natürlicher nahm ich das Entstehen neuer Verhaltensweisen hin. Als ich zum Beispiel meine Angst akzeptierte, löste sie sich von ganz alleine auf und machte Gefühlen der Aggression und Aktivität Platz. Früher war es der Versuch, meine Gefühle zu stoppen und nicht zu durchleben, der mich so verunsichert hatte.

Zu jener Zeit bekam ich wöchentlich Akupressurbehandlungen. Akupressur ist eine Massage von Punkten entlang der energetischen Linien, den Meridianen, die alle Teile von Körper, Seele und Geist miteinander verbinden. Nach jeder Behandlung fühlte ich mich von Kopf bis Fuß durch eine zarte, warme, prickelnde Schwingung zusammengehalten. Dieses Gefühl hielt manchmal mehrere Tage an. Zur selben Zeit spürte ich, wie feinste Bewegungen meines Körpers mir halfen, ein einheitliches Körper-Bild und Körper-Gefühl zu erlangen. Ich hatte einige Sitzungen der Alexander-Technik, einer Therapie, die es ermöglicht, festgefahrene Bewegungsziele aufzugeben. Außerdem hatte ich Feldenkrais-Sitzungen. Dies ist eine sanfte Methode, das Nervensystem durch gezielte Bewegungen anzuregen und sogar noch winzigste Regungen bewußt zu machen. Ich erfuhr, daß nicht immer nur großartige Veränderungen notwendig sind. Die Feinabstimmung und das Aufrechthalten des freigesetzten Energieflusses sind ebenso wichtig wie die Zerstörung des Panzers, der uns umgibt.

Eine neue und sichere Mitte zu finden und zu erhalten, erschien mir als das wichtigste Ziel meiner Arbeit mit anderen. Ich kann mich anderen nur dann mitteilen und ihnen helfen, wenn ich selbst mein Ziel klar erkannt habe. Sogar der soziale Frieden hängt von der Fähigkeit jedes einzelnen ab, seine eigene Mitte zu finden. Dasselbe gilt für die Sexualität. Sobald der eine Partner sich zu sehr um die Lust des anderen kümmert, bekämpft er seine eigene Befriedigung. Anerkennung und Vertrauen sind selbstverständlich wichtig, doch genügt es nicht, sich einfach anderen, der Familie und der Gesellschaft zu unterwerfen, um seine persönliche Mitte zu finden. Für mich entsteht sozialer Frieden dort, wo sich Menschen an ihrer eigenen Mitte orientieren und sich nach ihren eigenen dauerhaften Bedürfnissen richten.

Durch meine Arbeit konnte ich feststellen: Sobald wir unsere Bedürfnisse erkannt haben und beginnen, sie auszudrücken und unsere Mitte zu finden, möchten wir mit anderen in Kontakt kommen, sie berühren und uns mit ihnen austauschen. So ist für mich auch die Posturale Integration, das heißt die Arbeit als Körpertherapeut, nichts anderes als eine Erweiterung dieser Erfahrung. Jeder, der bereit ist, seine eigene Mitte zu suchen, kann diese Methode erlernen. Es erscheint mir lächerlich, ja zynisch und letztlich sogar selbstzerstörerisch, wenn ganze Gruppen von Körpertherapeuten glauben, dem Durchschnittsmenschen fehle die nötige Sensibilität, um anderen zu helfen.

Wenn unsere Umgebung uns daran hindert, Bedürfnisse auszudrücken und uns mitzuteilen, müssen wir entweder für unsere Freiheit kämpfen oder unsere Umgebung ändern. Ich habe in der Arbeitswelt, in den Familien und in unserer Gesellschaft festgestellt, daß die Menschen um uns herum im allgemeinen weit mehr bereit sind, Offenheit, Konfrontation und Ärger zu akzeptieren und sogar zu respektieren als wir es uns in unserer abgekapselten Gedankenwelt vorstellen können. Meist behaupten wir nur aus Bequemlichkeit, daß wir unseren Job und unsere Freunde verlieren werden, wenn wir uns ehrlicher mitteilen. Dabei verkennen wir die Flexibilität und Entwicklungsfähigkeit der menschlichen Beziehungen, insbesondere dann, wenn wir unangenehme Dinge aussprechen.

Sicher gibt es immer wieder Situationen, wo Ehrlichkeit zum Verlust des Arbeitsplatzes, von Freunden oder einer gewissen Position führt. Dies jedoch ist Teil einer gesunden Selbsterkenntnis. Wenn wir etwas durch Ehrlichkeit verlieren, brauchen wir ihm nicht nachzutrauern. Wir sind fähig, uns eine neue und angemessene Umwelt zu schaffen.

Nach ungefähr zwanzig Sitzungen tiefer Körperarbeit konnte ich die Spannungen, die aus meiner Arbeit als Universitätsprofessor resultierten, nicht mehr ertragen. Obwohl ich nicht wußte, wie ich meinen Lebensunterhalt verdienen sollte, verließ ich die Universität. Danach verspürte ich eine große Erleichterung. Natürlich hatte ich auch Angst. Aber ich war bereit, diese Angst zu akzeptieren. Bald stellte ich erstaunt fest, wie leicht ich mir ein neues, bewußtes und erfolgreiches Leben aufbauen konnte.

Sobald wir beschließen, in einer bestimmten Umgebung zu bleiben, entsteht das anhaltende Bedürfnis, Ängste und Frustration auszudrücken. Die tiefgehende Veränderung, die durch Körperarbeit wie etwa Posturale Integration entsteht, führt dazu, daß man Spannungen spürt und schneller erkennt. Durch die Fähigkeit, Energie aufzuladen und zu entladen, kann man sie aber auch leichter überwinden. Haben wir erst einmal unsere Mitte gefunden, können wir uns sogar manchmal dafür entscheiden, in einer repressiven Gesellschaft unehrlich zu sein. In einem totalitären Staat oder in bezug auf die repressiven Bereiche jeder Gesellschaft kann es sinnvoll sein, Bedürfnisse zu verheimlichen. Dann stellt sich die Frage: Wie können wir eine derartige Gesellschaft manipulieren, ohne uns dabei selbst aufzugeben? Ein jeder muß diese Frage natürlich für sich selbst beantworten.

Es fällt mir immer mehr auf, daß ganzheitliches Heilen neu entdeckt wird. Viele Zentren und Therapeuten beschäftigen sich heute mit Massage, Naturheilkunde, Akupunktur, Kräuterlehre, Biofeedback, Dickdarmhygiene, Holistische Zahnmedizin, Sehtherapie, Bindegewebsmassage, Neoreichianischer Therapie, Ernährungslehren, Aikido, Tai-Chi, Psi-Heilung, Jungscher Traumarbeit, Reinkarnationstherapie und Hypnose. Zu meiner Freude und meinem Erstaunen treffe ich überall, wo mich meine Arbeit hinführt – in London, Paris, Stockholm, München, Zürich, Genf, Mexico City, Caracas, Cremona, Tokyo, Poona, Montreal, New Orleans, Chicago, New York, Seattle oder San Diego – Gruppen und Therapeuten, die ähnliche Therapiewege eingeschlagen haben.

Viele dieser Heilmethoden erschienen mir gut und so fügte ich sie in meine Arbeit ein. Immer wenn uns das Bedürfnis anderen zu helfen zusammenbringt, kommen wir der Verwirklichung des uns Möglichen einen Schritt näher. Es stört mich keineswegs, daß ein paar übereifrige Therapeuten den Anspruch auf übermäßige Heilkräfte erheben. Wir können immer lernen – sogar von denen, die über alle Maßen optimistisch sind! Auf meinem eigenen Weg zur Heilkunde, den ich mit tausenden von Patienten, Freunden und Studenten ging, habe ich gelernt, meine Sensibilität und meine Methoden zu verfeinern. So können wir unsere Arbeit zur Kunst und zur Wissenschaft erheben.

In diesem Buch will ich mit dem Leser meine Einstellung, meinen Weg, meine Kombination verschiedener und spezifischer Methoden teilen. Dies ist mehr als eine nur eklektische Zusammenstellung. Es handelt sich um einen wirksamen und ganzheitlichen Weg zu einer direkten, vollkommenen und heilenden Entfaltung der Persönlichkeit. Es mag dem Leser als ein vermessener Anspruch erscheinen. Ich glaube jedoch, daß ich einen der wirksamsten Wege gefunden habe, und lade den Leser ein, diese Entdeckung mit mir zu teilen. Mein Vertrauen schöpfe ich aus einer mehr als dreizehnjährigen Praxis. Trotzdem bleibe ich immer offen für andere Meinungen. Dies ist sogar eine der grundlegenden Bedingungen meiner Methode. Wir können nur dann helfen, leiten und führen, wenn wir achten, was im anderen vorgeht. Wir müssen jedem von uns gestatten, seine eigene Antwort, seine eigene Einstellung zu den Dingen und sein eigenes Ziel zu finden. Schließlich wird jede wirksame Änderung des Menschen nur aus gegenseitiger Achtung und durch gegenseitigen Austausch entstehen.

Mein Buch wendet sich an unterschiedliche Leserkreise. Denen, die noch nicht erfahren haben, daß körperliche Veränderungen immer auch Veränderungen der ganzen Persönlichkeit bedeuten, gibt es eine Einführung in die »ganzheitliche Körperarbeit«. Zu diesem Zweck enthält das Buch Schemazeichnungen, ein paar anatomische Fachausdrücke und von Zeit zu Zeit Hinweise auf besondere therapeutische Methoden. Ich versuche jedoch, diesen Teil so kurz wie möglich zu halten. Mein Buch richtet sich zweitens an jene, die sich schon mit ganzheitlicher Heilkunde beschäftigt haben, jedoch mehr über deren Kraft und Vielfalt erfahren möchten oder sogar den Prozeß der Posturalen Integration erleben wollen. Die Fallbeispiele sollen diesen Lesern helfen, ein klareres Bild vom Reichtum und der Vielfalt der Persönlichkeitsveränderungen zu bekommen. Zuletzt enthält dieses Buch auch Stoff für professionelle Therapeuten, Psychologen und Körpertherapeuten, die wissen möchten, wie die verschiedenen Methoden gleichzeitig im Bereich des Körpers, der Emotionen und Gedanken Anwendung finden können. Für diesen Leserkreis diskutiere ich hier die Theorie der ganzheitlichen Veränderung und schildere an spezifischen Beispielen, wie sich solche Veränderungen vollziehen können. Körpertherapeuten werden sich vermutlich für meine Darstellung der Posturalen Integration als eines schrittweisen Prozesses interessieren, ebenso vielleicht für meine neue Typologie der Persönlichkeit, die sich auf meine taktilen Erfahrungen gründet.

Beim Schreiben wurde ich mit zwei semantischen Problemen konfrontiert. Erstens verwende ich das Wort »Energie« in einer Vielzahl von Zusammenhängen. Ich betrachte diesen Begriff als einen eher undifferenzierten Ausdruck für etwas, das man verstehen lernt, wenn man es spürt. Ich zitiere Beispiele um dem Leser zu helfen, die Bedeutung zu erkennen. Zweitens gefiel mir, als ich nach einem Wort suchte für den Menschen, der sich der Posturalen Integration unterzieht, der im medizinischen Bereich verwendete Ausdruck »Patient« nicht. Ich benütze stattdessen die Ausdrücke »Individuum«, »Person« oder »Klient«. Anfangs widerstrebte mir der Begriff Klient, mit der Zeit merkte ich aber, daß auch die Beziehung zu einem »Klienten« so offen und für beide befriedigend ist, wie man sie gestaltet. Und schließlich habe ich ja fast ausschließlich mit Klienten zu tun, und nur selten mit nicht zahlenden Freunden.

Meine Beispiele betreffen gleichermaßen Männer wie Frauen. Nicht nur weil meine Klienten zu gleichen Teilen aus Männern und Frauen bestehen, sondern auch weil in der Posturalen Integration 30 bis 40 Prozent der Therapeuten Frauen sind. Ein beachtlicher Prozentsatz, wenn man bedenkt, daß diese Behandlungsweise ein erhebliches Maß an Kraft und Größe erfordert.

An dieser Stelle möchte ich Michel Belair für seine Ermutigungen zu diesem Buch danken. Ebenso danke ich Ursula Bender für ihre Vorschläge, sowie Soma Jacobs und Don Donegan für ihre Überarbeitung. Schließlich danke ich meinen Schülern und Klienten für das Vertrauen, das sie in mich gesetzt haben und für alles, was ich von ihnen lernen konnte. Ihnen widme ich dieses Buch.

2 Die Grundlagen des Wandels der Persönlichkeit

Dies Buch handelt von der Möglichkeit, sich durch den schrittweisen Abbau chronischer, in der Kindheit angesammelter Spannungen und Frustrationen zu ändern. Wir werden sehen, wie dieser Vorgang uns öffnet und das in uns allen schlummernde, pulsierende, gesunde und lebendige Selbst zum Blühen bringt. Auf diesem Weg zu mehr Freiheit und mehr Glück begegnen wir jedoch unserem Widerstand gegen Neues. Sicherlich möchten die meisten von uns sich ändern, wir wollen entspannter, gesünder und lebendiger werden. Aber hier liegt ein Hauptproblem jeden menschlichen Wandels. Wir behaupten zwar immer, unser Leben verändern zu wollen, manchmal haben wir sogar schon Wege zur Gesundung eingeschlagen, und doch wehrt sich ein Teil in uns eigensinnig gegen jede grundsätzliche Neuorientierung.

Der Teil von uns, der nicht loslassen will, ist der Panzer. Wir sprechen von Panzer, weil die Angst vor möglichem Schmerz und vor Verwirrung unseren Körper hart und gefühllos macht und unsere Gefühle und Gedanken sorgfältig unter Kontrolle hält. Unser Panzer besteht aus all jenen eingeschliffenen Körperhaltungen, mit denen wir glauben, das Leben besser zu meistern: der steife Nacken, der eingezogene Bauch, der Fettansatz in der Taille. Weiter besteht er aus vielen wohlkontrollierten Gefühlen: heimliche Traurigkeit, verhaltener Ärger, lähmende Angst. Auch unbewiesene, aber alles beherrschende Meinungen gehören dazu. Beispielsweise:»Wenn ich mir Mühe gebe, werde ich schon Erfolg haben«, oder: »Wenn ich lieb zu Dir bin, mußt Du lieb zu mir sein«.

Machen Sie sich einmal Ihr eigenes Verhalten bewußt. Durchschauen Sie allmählich die kleinen Tricks, mit denen Sie sich durch den Tag mogeln: Wie Sie sich morgens in Fahrt bringen, wie Sie unangenehme Gedanken verdrängen, um nicht Ihre gute Stimmung zu verlieren, wie Sie sich von Ihrer besten Seite zeigen, um andere zu beeindrucken. Dies Verhalten wird uns zur zweiten Natur. Es wird unbewußt eingesetzt und funktioniert so gut, daß es tatsächlich vor Schmerz und Verwirrung schützt. Aber es engt uns auch ein, wird allmählich zu einer starren Struktur, die unsere Spontaneität hemmt.

Veränderungen fallen vor allem deshalb so schwer, weil uns der Charakterpanzer weitgehend unbewußt ist. Und weil er uns auch dann beherrscht, wenn wir uns bemühen, etwas in uns zu ändern! Jeder Versuch, das Leben neu zu gestalten und Probleme zu lösen, bedient sich sogar jener gut eingeschliffenen unbewußten Haltungen und Ansichten. Man kann zum Beispiel versuchen, ein Hohlkreuz, das starke Rückenschmerzen verursacht, mit Yogaübungen zu kurieren. Allerdings wird man dazu wahrscheinlich Übungen auswählen, die nicht schwer fallen und rasche, vorübergehende Erleichterung bringen, etwa die Fisch- oder die Kobrastellung, bei denen der Rücken noch mehr nach hinten gebeugt wird. Diese Übungen verstärken auf die Dauer das Ungleichgewicht im Körper und führen zu noch größeren Schmerzen. Was hier also wirklich passiert: Sie suchen Erleichterung und verstärken genau jene alte Körperhaltung, die Sie eigentlich ablegen wollten. Sogar wenn Sie wirklich ernsthaft an sich arbeiten, zum Beispiel Yogastellungen trainieren, die den Rücken strecken – die Spannungen und das körperliche Ungleichgewicht werden sich einfach verlagern. Denn Ihre Grundhaltung beherrscht Sie, ohne daß Sie es wissen. So kann der Versuch, den Rücken zu strecken, beispielsweise zu hängenden Schultern oder einer überentwickelten Brustmuskulatur führen.

Ein anderes Beispiel: Ist die Körperoberfläche hart und angespannt, werden Sie eine tiefe, entspannende Massage als wohltuend empfinden. Durch die regelmäßige gründliche Behandlung kann Ihre äußere, harte Schale allmählich weicher werden, aber eben nur äußerlich. Der größte Teil der oberflächlichen Spannungen wird sich ganz einfach auf die tieferen Muskel- und Gewebeschichten verschieben. Sie behalten Ihren Panzer. Er wird nur verinnerlicht.

Körperliche Spannungen sind und bleiben untrennbar verbunden: Sie sind ein Teil unserer immer gegenwärtigen Haltungen und Angewohnheiten. Wenn wir nur an einem Teil des Körpers arbeiten, ohne dabei die ganze Struktur und die gewohnte Haltung hinter dieser Struktur anzugehen, werden wir keine wirkliche Änderung herbeiführen, sondern nur eine Neuordnung alter Probleme. Sogar wenn wir tiefer gehen und die mit unseren Schmerzen und unserem Ungleichgewicht verbundenen Gefühle und Gedanken behandeln, stoßen wir wieder auf subtile Ausweichmanöver. Meist bedienen wir uns auch dann eines unbewußten Teils des Panzers, wenn wir uns bereit erklären, Körper, Gedanken und Gefühle zu erforschen. Hier kann die unausgesprochene Botschaft lauten: »Ich gebe mir alle Mühe, aber bei mir hilft ja doch nichts«. Diese Botschaft manipuliert Körper und Geist, gerade dann, wenn wir glauben, beide zu befreien. Unser bewußtes Verhalten ist von solchen und ähnlichen Gefühlen und geistigen Haltungen gesteuert. Wir haben sie gemeinsam mit unseren Körperhaltungen entwickelt, und sie bestimmen alle gut gemeinten Bemühungen, unser Leben zu ändern.

Im nächsten Kapitel werde ich noch genauer zeigen, wie und warum wir einen Panzer entwickeln. Vielleicht fragen Sie sich jetzt, wie man solch tiefsitzende und unbewußte Verteidigungsmechanismen wirksam auflösen kann. Meine Arbeit an mir und anderen zeigt mir, daß wir einen Weg finden müssen, die ganze Persönlichkeit zu behandeln, unseren gesamten Körper, unser Außen und unser Innen, die Einheit von Leib, Seele und Geist. Wenn wir eingefleischte und erstarrte Körperstellungen verändern wollen, müssen wir auch die begleitenden Gefühle und Gedanken ändern. Umgekehrt: Wir können aufgestaute Emotionen und Ideen nur dann freisetzen, wenn wir gleichzeitig Muskeln und Gewebe freimachen für neue, geschmeidige Bewegungen.

In diesem Buch möchte ich eine neue Form der Körperarbeit vorstellen. Sie wirkt unmittelbar auf die Muskeln, Stellungen, Haltungen und Bewegungen des Körpers. Dabei behandelt sie jedoch nicht nur die physischen Aspekte der Persönlichkeit, sondern auch die emotionalen und geistigen Haltungen, die sich in physischen Verhaltensweisen ausdrücken. Ich habe diese Methode, besser gesagt, diesen Prozeß »Posturale Integration« genannt. Die Posturale Integration ist eine spezifische, von mir entwickelte Körperarbeit. Aber ich werde in diesem Buch auch andere Methoden der Körperarbeit erläutern, sofern sie sich auf die in meinen Augen fundamentalen Grundsätze einer ganzheitlichen Persönlichkeitsveränderung gründen. Der erste Grundsatz ist: Alle Persönlichkeitsaspekte müssen gleichzeitig behandelt werden.

Gleichzeitigkeit

Wenn Sie nicht mit Körpertherapie vertraut sind, wird Sie der Anblick einer Sitzung sehr überraschen. Der Therapeut beugt sich über seinen Klienten, drückt ihn mit Händen, Fingern und Ellbogen, während der so behandelte Mensch seufzt, ächzt, oder sogar schreit und mit den Füßen um sich tritt. Es kann aber genauso gut sein, daß der Therapeut sehr sanft vorgeht: Er schaukelt, wiegt und streichelt den Klienten, ermutigt ihn, tief zu atmen oder spricht mit ihm, um Gefühle und Gedanken zu klären. Was würde das für Sie bedeuten? Man könnte es für eine Kulthandlung halten, ein Ritual oder irgend eine Perversion.
Wenn wir annehmen, daß wir uns sowohl körperlich als geistig Änderungen widersetzen, erkennen wir auch, daß man unterschiedliche Strategien ansetzen muß. Bei der Posturalen Integration werden Finger, Fäuste und Ellbogen benutzt, um die verschiedenen Gewebeschichten zu greifen, kneifen und zu verschieben, und um die gesamte Muskulatur umzugestalten. Dabei geht es aber nicht um von Geist und Gefühlen getrennte Körperarbeit, sondern um die Behandlung des Leibes, als des sichtba-

ren, greifbaren und immer verfügbaren Ausdrucks des Geistigen. Das folgende Beispiel zeigt, daß der Körper zwar verfügbar ist, aber nur solange er und das Selbst es wirklich gestatten.

Am Anfang wich Jim fast allem aus. War ihm etwas unangenehm, wurde er so hysterisch, daß er anfing zu schreien und sogar davonlief. Meine ersten Sitzungen mit ihm waren eigentlich nur sinnlose Unterhaltungen, da er pausenlos das Thema wechselte. Als ich versuchte, mit der Körperarbeit zu beginnen, fuhr er hoch und schrie schon bei der leisesten Berührung:»Fassen Sie mich bloß nicht an«. Ich erklärte ihm, daß ich ihm nicht helfen könne, solange er vor sich selbst davonlaufe und jeglichen Druck ablehne. Wir einigten uns, daß ich den Druck geringfügig verstärken würde. Er seufzte und stöhnte, wich aber nicht mehr aus. Nach sechs Sitzungen dieser leichten Behandlung, begleitet von langsamer und meditativer Atmung, erlaubte er mir, den Druck zu verstärken. Es wurde mir möglich, eine erste tiefere Behandlung durchzuführen. Danach wurde er mit jeder Sitzung empfänglicher. Er begann, mir die Gefühle der Einsamkeit, die er bislang hinter seinen ursprünglichen Schutzhaltungen versteckte, mitzuteilen.

Ich werde später noch genauer erklären, warum die tiefe Muskel- und Gewebearbeit so wichtig ist. Hier möchte ich zunächst erklären, warum Körperarbeit nicht von der Arbeit mit den Emotionen und den Gedanken getrennt werden kann. Am Anfang habe ich von meinen vielen Versuchen berichtet, geistige Schwierigkeiten durch die Befreiung des Körpers zu lösen, und meinen Körper durch die Behandlung meiner Gefühle und Gedanken ins Gleichgewicht zu bringen. All diese Bemühungen blieben erfolglos. Ich konnte mein Leben nicht befriedigend ändern, denn ich bediente mich dazu meiner alten Gewohnheiten und Haltungen. Entweder befaßte ich mich mit dem Körper, *oder* ich arbeitete im seelischen Bereich. Erkennen wir aber erst einmal, daß wir eine Einheit von Körper, Seele und Geist sind, beginnen wir auch zu sehen, daß die Arbeit mit dem Körper immer auch Arbeit mit der Seele ist und umgekehrt.

Jegliche Veränderung im Körper wirkt sich auch im Geistigen aus, Körper und Geist sind zwei Aspekte derselben Einheit. Sie orientieren sich – jeder auf seine Weise – an denselben Erfahrungen. Deshalb darf Arbeit am Körpergewebe sich nicht darauf beschränken, den alten Panzer neu zu gestalten. Um erfolgreich zu sein, muß sie auch auf die Emotionen und Ideen abgestimmt sein. Posturale Integration ist eine Form ganzheitlicher Körperarbeit, sie setzt an Leib, Seele und Geist an. Der Therapeut muß erkennen, daß jede Berührung des Körpers, oberflächlich oder tief, gleichzeitig Kontakt mit Gefühlen und Gedanken ist. Er muß wissen, wenn er den Klienten dazu ermutigt, seine Gefühle zu äußern, ermutigt er ihn auch dazu, seine physische Gestalt zu ändern. Im 4. Kapitel zeige ich, wie hilfreich die Gestalttherapie und die Reichianischen Körpertherapien sind. Sie helfen, versteckte und kontrollierende Verhaltensweisen aufzudecken. Sie befreien die in den verdrängten und zurückgehaltenen Gedanken und Gefühlen gestaute Energie.

Die besonderen Möglichkeiten der Posturalen Integration liegen in der Bereitschaft, mit dem Klienten gleichzeitig auf verschiedenen Ebenen zu arbeiten. Während ich mit den Händen tiefsitzende Verspannungen der Muskeln lockere, sehe ich dem Klienten in die Augen. Ich bitte ihn, durch Geräusche, Bewegungen und Worte mitzuteilen, was er fühlt, erlebt und denkt. Durch diesen direkten Kontakt, die direkte Kommunikation, ist es dem Therapeuten möglich, den Schwerpunkt der Arbeit stets den wechselnden Bedürfnissen des Klienten anzupassen. Therapeut und Klient arbeiten zusammen, mal im Bereich des Gewebes, mal mit Worten oder Geräuschen.

Dabei haben sie immer die physische, emotionale und kognitive Einheit des Prozesses im Blick. Meiner Erfahrung nach bleibt die Änderung der Persönlichkeit partiell, zeitlich begrenzt und sogar ungeordnet, wenn Therapeut oder Klient einen Teil von sich ausschalten, mit der Absicht, diesen Teil erst später einzubringen.

Da viele Therapeuten Körper und Geist wie zwei getrennte Dinge, die sich kausal beeinflussen, behandeln, möchte ich hier noch einmal betonen: Heilende Veränderung ist nur duch eine gleichzeitige Änderung auf beiden Ebenen möglich. Ich glaube, daß wir gesündere Gedanken und Gefühle durch eine physische Neugestaltung des Körpers erzeugen können. Und umgekehrt

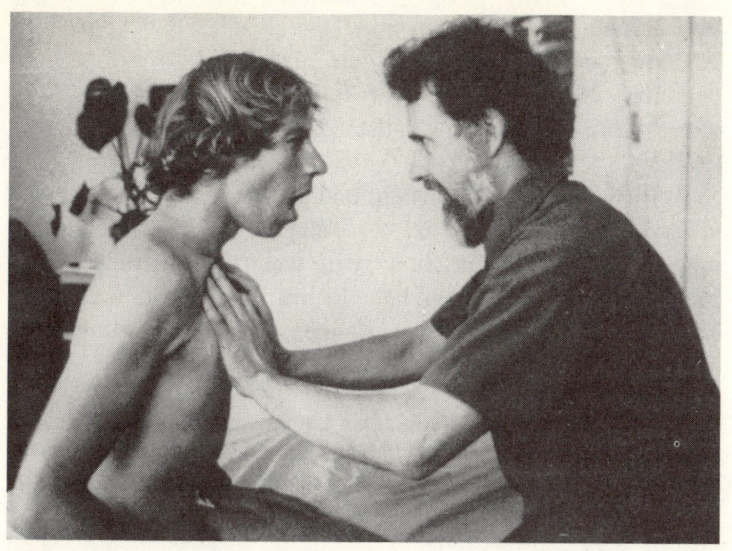

Abb. 1
Ganzheitliche Körperarbeit gründet sich auf die Annahme, daß die Berüh-
rung des Körpers auch Kontakt mit den Gefühlen und Gedanken ist. Der
Therapeut weiß, daß er den Ausdruck von Gefühlen und Gedanken ermuti-
gen muß, wenn er eine physische Änderung bewirkt. Therapeut und Klient
arbeiten zusammen, mal mit dem Gewebe, mal mit Geräuschen oder
Worten. Dabei lassen sie niemals die physische, emotionale und kognitive
Einheit des Prozesses außer acht.

glaube ich, Emotionen und Gefühle ins Gleichgewicht bringen zu
können, wenn sich der körperliche Streß löst.
Einige Körpertherapeuten versuchen beispielsweise, die verschiedenen Segmente des Körpers nach dem Gesetz der Schwer-
kraft wieder ins Lot zu bringen. Für sie sind Beine, Becken, Brust
und Kopf Sektionen oder Gruppen, die durch Streß ihre natürliche Ausrichtung verloren haben. Sie nehmen an, daß die sorgfäl-
tige und exakte Anpassung dieser Sektionen auch die Emotionen
harmonisiert. Die Arbeit ist oft subtil und meisterhaft ausgeführt.
Aber die Erfahrung hat mich gelehrt, daß dabei Teile der Persönlichkeit außer acht bleiben. Für mich beschränkt sich jede

Behandlung, die nicht von einer emotionalen und kognitiven Änderung begleitet wird, auf die oberflächliche und zeitlich begrenzte Neuordnung einiger Teile der Persönlichkeit. Man erreicht damit niemals eine vollständige und unmittelbare Neugestaltung.

Sicherlich fühlt sich ein geistig und körperlich befreiter, in sich ruhender Mensch auch »im Lot«. Aber diese körperliche Ausgewogenheit kann nur erreicht werden, wenn die Änderung überall gleichzeitig stattgefunden hat. Es ist unmöglich, zuerst das körperliche Gleichgewicht zu erlangen, um später emotional und geistig nachzuziehen.

Jane war Langstreckenläuferin. Das Laufen strengte sie nie an. Sie konnte rennen bis sie zusammenbrach. Einmal hat sie einen Knochenbruch im Fuß erst nach dem Rennen gespürt. Während der ersten Sitzung fühlte sie überhaupt keinen Schmerz. Egal wie hart ich arbeitete, sie drückte keinerlei Emotionen aus. Ihr Gewebe war wie Gummi, und obwohl nicht verhärtet, wich es bei Berührungen aus und widerstand jeder Bewegung. Bei Jane gab es keine bewußte Beziehung zwischen dem, was sie in ihrem Körper fühlte und was in ihrer Gefühls- und Gedankenwelt vorging. Die wenigen Wirkungen, die sie spürte, erkannte sie immer erst Tage danach, und sie waren auch rasch verflogen. Sie war irgendwie nicht im Gleichklang mit sich selbst. Ich fühlte, daß ich bei ihr mehr erreichen konnte, beschloß jedoch, sie nur behutsam zu behandeln.

Nach einigen Sitzungen spürte ich, daß ich sie mehr provozieren, ihr meine Ungeduld zeigen müßte. Als ich daraufhin die Oberfläche ihres Körpers kratzte, bekam sie ein rotes Gesicht und fing an zu schreien, ärgerlich und fordernd wie ein Neugeborenes. Ihr Bewußtsein paßte sich sofort dem Tempo ihres schnell reagierenden Körpers an. Der Körper wurde weich und empfänglich. Sie sprach von ihrer Traurigkeit. Auf dieser neu gefundenen Basis fügten sich die bislang getrennten Teile ihrer Persönlichkeit allmählich zusammen.

Der Grundsatz, gleichzeitig Körper und Geist zu behandeln, ist wichtig für eine ganzheitliche Veränderung unseres äußeren und inneren Selbst. Ich werde noch aufzeigen, wie wir eine Außenschale und einen Innenkern aufbauen als Schutz gegen schmerzhafte Erfahrungen und als Möglichkeit, uns selbst zu manipulieren. Wir neigen dazu, unsere inneren Erfahrungen von den äußeren zu trennen. Wir glauben, daß nach außen richtiges Verhalten zwangsläufig auch richtig für innen ist.

Auf der körperlichen Ebene entwickeln wir deshalb vielleicht die Muskelpartien, die in der Anatomie äußere Muskeln genannt werden, die große und kräftige Muskulatur des Bewegungsapparates. Wir brauchen sie zum Laufen, Heben und Werfen. Meist entwickeln wir diese Muskeln als eine Möglichkeit, unsere Probleme mit Gewalt und Kraft zu lösen. Aber dieser Prozeß vergewaltigt die innere Muskulatur, die unsere äußeren Bewegungen auslöst und koordiniert. Aus dem Ungleichgewicht zwischen einer harten Schale und einem weichen Kern entsteht schließlich der Typ des muskulösen, schwerfälligen Menschen. Auf der emotionalen Ebene glauben wir, daß ein aktives Leben zwangsläufig auch innere Aktivität mit sich bringt.

Macht man sich die überentwickelte, harte Schale bewußt, arbeitet man sich meist von außen nach innen vor, um die Schutzhaltung abzubauen – ungefähr so, als sei der Körper eine Zwiebel. Das Vordringen von der Schale zum Kern ist eine der häufigsten Strategien der Körperarbeit. Um die inneren Lagen zu erreichen, müssen erst einmal die äußeren entfernt werden.

Die Natur des Panzers wird besser verständlich, wenn man sich die Art und Anordnung der behandelten Gewebeschichten anschaut. Unsere Muskeln sind von einem geschmeidigen Gewebe, dem Bindegewebe, umgeben. Dieses Material gliedert und führt die Muskulatur, indem es ein System von Gewebeschichten formt. An der Oberfläche wird der Körper von einer großen, allumfassenden Hülle umgeben. Sie hält alles zusammen wie in einer großen Einkaufstasche. Darunter erkennt man dann für jeden Muskel eine eigene Hülle. Je starrer unsere physischen und emotionalen Verhaltensweisen werden, umso mehr erstarrt auch das Bindegewebe. Das engt die Beweglichkeit und die Haltungen ein. Das Prinzip der Körperarbeit ist, die harten und erstarrten Teile des Bindegewebes zu lockern und dadurch mehr Beweglichkeit und Gleichgewicht in der Muskulatur zu erzeugen.

Die Arbeit von außen nach innen berücksichtigt jedoch nicht

genügend, daß wir unsere Schutzhaltungen einfach verlagern können. Oberflächlich aufgelöste Spannungen verlagern sich in tiefere geschütztere Zonen. Dabei spielt es natürlich eine Rolle, wie sehr jeder einzelne dazu bereit ist, Veränderungen hinzunehmen und zu verarbeiten. Oft habe ich mich während meiner Arbeit auf die oberflächlichen Schichten des Bindegewebes konzentriert, um erst allmählich tiefer vorzudringen. Jedoch mußte ich feststellen, daß sich bei einer wirklichen Wandlung niemals nur das Äußere, sondern gleichzeitig immer auch das Innere ändert.

Anfangs, wenn ich mit den oberflächlichen Schichten des Gewebes arbeite, koordiniere ich die Behandlung mit individuellen Bewegungen der inneren Muskulatur, so zum Beispiel mit einem sanften Schaukeln des Beckens oder kurzen zarten Bewegungen der Wirbelsäule. Ebenso arbeite ich während meiner Behandlung der äußeren Muskulatur und der äußeren Gefühle und Haltungen immer auch gleichzeitig in der Mundhöhle. Denn hier sind einige der bedeutendsten Strukturen, Emotionen und Haltungen des Körpers angesiedelt. Ich persönlich betrachte den Körper, die Persönlichkeit, nicht so sehr wie eine mehrschichtige Zwiebel, sondern eher wie eine vibrierende, plastische Masse. Eine Masse, die mehr oder weniger flüssig ist und von außen nach innen oder von innen nach außen fließen kann. Wo auch immer sie berührt wird, sie wird sofort reagieren und sie kann sich überall neu gestalten.

Greta war in den Slums von London aufgewachsen. Sie begegnete ihrer Umwelt mit einer eher starren Haltung. Zu Beginn jeder Sitzung gab sie sich völlig gelassen. Ja, sie behauptete sogar: »Ich kann alles ertragen, was Sie sich ausdenken«. Während der Behandlung biß sie die Zähne zusammen und weigerte sich, zuzugeben, daß sie Schmerzen hatte. Ich ermutigte sie, dieses Gefühl von Stärke nicht nur anzunehmen, sondern sogar noch zu übertreiben. Dabei arbeitete ich in der Mundhöhle und erzeugte dabei einen Würgereflex, der sich in Wellen von ihrem Bauch zu ihrem Hals fortpflanzte. Nach dieser und ähnlichen Behandlungen wurde ihr äußerer Körper weicher und sie berichtete von einer Entlastung tief in ihrem Darm und ihrem Hals. Langsam wurde sie zugänglicher und ausdrucksvoller, sogar schon zu Beginn der Sitzungen.

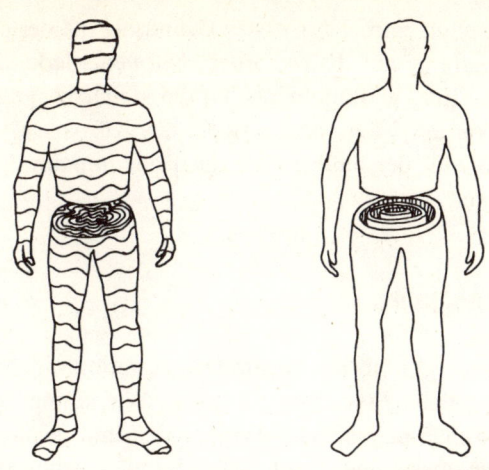

Abb. 2

Wegen seiner verschiedenen Gewebeschichten wird der Körper häufig mit einer Zwiebel verglichen. Aber dies Bild verstärkt noch die irrige Vorstellung, daß wir aus verschiedenen Teilen bestehen, die alle einzeln gelockert werden müssen. Tatsächlich besteht der Körper eher aus einer vibrierenden, plastischen Masse. Sie ist zwar an manchen Stellen flüssiger als an anderen, immer jedoch handelt es sich um dasselbe ineinanderfließende Material. Egal wo und wie tief man die Masse berührt – sie reagiert sofort und gestaltet sich überall neu.

Im 4. Kapitel stelle ich dar, wie wir schrittweise aber gleichzeitig alle Dimensionen unserer Persönlichkeit ändern können. Ich werde zeigen, wie wir Körper, Seele und Geist, unser Außen und Innen, neugestalten können. Das kann augenblicklich geschehen, aber niemals zuerst in unserem Körper und dann in unseren Gefühlen und Gedanken oder zuerst außen und dann innen. Entweder ändern wir uns gleichzeitig außen und innen, oder wir leben in dem Irrtum, daß wir in Einzelteile zerfallen. Natürlich kann der Therapeut jedoch eine bestimmte Strategie verfolgen, sich auf nur einen Teil, eine bestimmte Schicht des Körpers konzentrieren, ohne dabei die emotionalen und geistigen Dimensionen der Persönlichkeit außer acht zu lassen, ohne die innere und äußere Einheit zu verletzen.

Ich möchte noch einmal den ersten Grundsatz meiner ganzheitlichen Einstellung zur Körperarbeit betonen: Jede dauerhafte menschliche Entwicklung beinhaltet die gleichzeitige Änderung aller Aspekte des Menschen, sowohl des Körpers als auch des Geistes, sowohl der äußeren als auch der inneren Anteile der Persönlichkeit.

Ausgewogenheit

Ich habe gezeigt, daß die Posturale Integration einen Weg darstellt, körperliche Erstarrung zu lösen. Wir können damit alle halbvergessenen physischen, emotionalen und geistigen Angewohnheiten überwinden, mit denen wir versuchen, den Streß unseres Lebens zu meistern. Andererseits ist sie aber auch ein Integrationsprozeß, denn wir werden dabei die neu gefundene Energie und Freiheit in unser Leben eingliedern. Wenn wir bewußter werden und anfangen, spontaner zu sitzen, zu stehen, zu gehen, zu fühlen und zu denken, geben wir nicht unbedingt unsere alten Stellungen und Verhaltensweisen auf. Wir werden uns auch weiterhin hängen lassen oder strammstehen, pessimistisch oder optimistisch sein. Aber wir sind nicht mehr gefangen in diesen Verhaltensweisen. Sie sind nicht mehr der einzige Standpunkt, von dem aus wir das Leben betrachten und erfahren. Wir können nun neue Bewegungen versuchen, neue Gefühle und Anschauungen erkunden, solange bis auch sie zur Gewohnheit und durch ein spontaneres Verhalten ersetzt werden. Diese Aktivität ist zu vergleichen mit dem Auf- und Entladen einer Batterie. Wenn wir uns durch gewisse Verhaltensweisen disziplinieren, speichern wir Energie; wenn wir uns neuen Erfahrungen hingeben, setzen wir die gespeicherte Energie frei. Die Ansammlung von Energie, ihre Ent- und Aufladung, ist ein sich dauernd wiederholender Vorgang. Wenn wir Aufladung vermeiden, werden wir schwächer und suchen nach mehr Energie. Vermeiden wir es dagegen, uns zu entladen, speichert sich die Energie und wir sind voller Spannung. Werden jedoch alle körperlichen, seelischen und geistigen Aktivitäten durch den Kreislauf von Auf- und Entladung bestimmt, finden wir eine natürliche Richtung in unserem Leben.

Neues und Altes wird in diesen Kreislauf von Auf- und Entladung einbezogen. Man akzeptiert und benützt alte Gewohnheiten und Haltungen, bleibt jedoch offen für Spontaneität. Jede Bewegung, jede Emotion, jede Idee nimmt sich den ihr nötigen Raum und die ihr nötige Energie, ohne dabei nachfolgende Aktivitäten zu blockieren. Wenn ich ärgerlich bin, brauche ich zum Beispiel Zeit, meinen Ärger wachsen zu lassen, damit sich Energie lädt. Und während der Ärger wächst, muß ich ihn voll erleben, ihm wirklich erlauben, sich zu entladen. Wenn man den Vorgang der Verärgerung unterbricht und den Höhepunkt des Gefühls verhindert, bleibt ein Gefühl von Frustration. Andererseits fühlt man sich auch gefangen und erschöpft, wenn man Ärger bis in sinnlose Wut steigert.

Wenn wir eingeschliffene Gewohnheiten auflösen, beginnen wir uns zu laden und uns zu entladen. Allerdings kann uns diese plötzliche, neue Beweglichkeit der Energie verwirren. Daher müssen wir lernen, unseren Energien ihren natürlichen Lauf zu lassen. Nur so finden wir ein neues Gleichgewicht und eine neue Harmonie. Der erste Schritt der Posturalen Integration ist die Auflösung festgefahrener Strukturen; der zweite Schritt ist die Integration und Harmonisierung neuer Energien. Wenn Klienten gelernt haben, ihre Verbohrtheiten aufzugeben, ermutige ich sie, sich die Zusammenhänge ihres Lebens bewußt zu machen. Sie sollen erfahren, wie eine Bewegung in die andere fließt, wie ein Gefühl oder Gedanke zum nächsten führt, ohne dabei an alten Haltungen und Verhaltensweisen festzuhalten. Ich behandle die äußere Gestalt des Menschen, indem ich die Gewebeschichten und Hüllen der wichtigsten Körpersegmente neu gestalte. Beine und Oberschenkel können dann dem Atemrhythmus der Brust folgen; das Becken paßt sich den wiegenden Bewegungen des Kopfes an.

Im 5. Kapitel werden wir sehen, daß wir gleichmäßig ein- und ausatmen können, sobald unsere Atmung freier wird. Die Fähigkeit, Energie aufzuladen und zu entladen wird ausgeglichener. Bei der Behandlung des Bindegewebes passe ich mich dem Atem des Klienten an. Was ich als »Spontane Atmung« bezeichne, ist die vibrierende, nicht berechenbare Bewegung des Atemapparates und möglicherweise des ganzen Körpers. Diese spontane Atmung ist unerläßlich für das Gleichgewicht und die bleibende Elastizität des Menschen.

Frank hatte fast sein ganzes Leben in einer kleinen ländlichen Stadt im Süden verbracht. E hatte eine strikte religiöse und moralische Erziehung genossen. Sein Körper war so steif und unbiegsam wie sein Charakter. Während der ersten Sitzungen, bei denen ich die Auflösung des Panzers anstrebte, gab er viele seiner körperlichen Spannungen und unterdrückten Emotionen auf. Er merkte, wie angenehm es war, schnell zu atmen, erregt zu sein und seine Energie zu entladen. Nach der siebten Sitzung, die den Lockerungsteil der Arbeit beendete, fühlte er sich freier und beweglicher, aber auch verwirrt und unausgeglichen. Er ließ sich nicht länger von seinen alten Verhaltensweisen bestimmen, hatte aber noch keine neue Richtung gefunden. Gefühle über Gefühle flossen gleichsam aus ihm heraus. Er konnte sich entladen, aber noch nicht wieder aufladen. Die drei letzten Sitzungen benützte ich, um den unteren und den oberen Teil seines Körpers besser zu verbinden. Dazu arbeitete ich abwechselnd mit seinen Fesseln und Knien einerseits, seinen Armen und seinem Nacken andererseits. Ich bat ihn, sich auf eine langsame Atmung zu konzentrieren und bei einem auftauchenden Gefühl zu bleiben, es voll zu erleben, es dann aber auch wieder gehen zu lassen, wenn neue kamen. Er fing schrittweise an, sich mehr Zeit zu nehmen und die Bewegungen seines Körpers zeigten mehr Harmonie. Seine Atmung wurde weich, tief und vibrierend.

Obwohl die Integration hauptsächlich in der zweiten Phase der Körperarbeit verfolgt wird, muß auch schon während des ersten Stadiums ein gewisses Maß an integrierender Arbeit geleistet werden. Anfangs erwähnte ich bereits, wie wichtig es für mich war, Akupressur und Übungen für Körperbewußtsein einzusetzen, um die bei der Auflösung der körperlichen und geistigen Blockierungen freigesetzten Energien zu integrieren. In anderen Worten, gemeinsam mit den übermächtigen Veränderungen in Körper und Charakter muß die Feinabstimmung, die Integration der machtvollen Prozesse, die man in sich erlebt, beginnen. Im

6. Kapitel zeige ich, wie man so unterschiedliche Methoden, wie die Akupressur, Gestalttherapie und Bewegungsbewußtsein benützen kann, um die verschiedenen Aspekte der Persönlichkeit zu integrieren: Rechts – Links, Vorne – Hinten, Oben – Unten. Zusammenfassend schlage ich einen zweiten Grundsatz der ganzheitlichen Körperarbeit vor: Um die einheitlichen und gleichzeitigen Veränderungen, die wir durchmachen, zu erhalten und noch zu verbessern, müssen wir ein neues Gleichgewicht, ein Ziel, eine Mitte finden. So können wir unsere alten Verhaltensweisen nicht nur akzeptieren, sondern auch neue Möglichkeiten entwickeln, die es unseren Energien erlauben, sich stetig zu entladen und wieder aufzuladen.

Beziehung zwischen Klient und Therapeut

Noch eine weitere Einheit muß respektiert werden, soll eine wirkliche Änderung der Persönlichkeit erreicht werden: die notwendige Verbindung zwischen Therapeut und Klient. Beschränkt sich die Wechselbeziehung zwischen zwei Individuen auf nur einen Aspekt oder auf einen oberflächlichen Kontakt mit der Persönlichkeit, aktiviert man die Schutzhaltungen. Wenn der Klient oder der Therapeut den Kontakt auf die rein physische Ebene begrenzen, werden die versteckten Emotionen die angestrebte Änderung sogar unterlaufen. Bei einem rein äußerlichen Kontakt ohne jegliche innere Beteiligung widersetzt sich der Persönlichkeitskern allen Versuchen, das Äußere zu ändern.

Betrachten wir einen Therapeuten, der mit dem Atem des Klienten arbeitet. Er muß sich dem Tempo und dem Rhythmus der Atmung anpassen. Es genügt nicht, nur Druck auf den Brustkasten oder das Zwerchfell auszuüben. Soll der Klient seinen gut entwickelten Panzer aufgeben und eine neue Mitte finden, muß er oder sie Zeit und Raum bekommen, den Kontakt, den Druck oder die vom Therapeuten eingeleiteten Bewegungen anzunehmen.

Um den Grad dieser Bereitschaft und das mögliche Tempo dauerhafter Veränderungen zu erkennen, muß der Therapeut seinerseits ein gewisses Maß an Harmonie erreicht haben. Er muß zulassen können, daß die Energie zwischen ihm und dem Klienten frei fließt. Allerdings muß der Klient auch bereitwillig die Richtlinien zulassen, die der Therapeut anbietet, damit Bewegung in den Panzer kommt.

Diese Art von Wechselbeziehung muß immer stattfinden. Nicht nur während der Atemarbeit, sondern auch, wenn das Gewebe aufgelockert wird, der Ausdruck der Emotionen ermutigt oder die Gedankenwelt erforscht wird.

Maria, eine Hausfrau aus Caracas, kam aus einer wohlhabenden Familie. Sie erwartete immer, daß alles für sie gemacht würde. Von mir erwartete sie, ich würde ihre Probleme erklären und an ihrer Stelle lösen. Zu Beginn der Behandlung lag sie völlig gefühllos auf dem Tisch. Ich schlug ihr vor, sich in die Rolle der hilflosen, passiven und überbelasteten Frau zu begeben. Ich spürte, daß sie dazu aufrecht stehen und sich mit mir bewegen mußte. So lehnte ich mich gegen die Wand und forderte Maria auf, sich mit ihrem ganzen Gewicht auf meine Hände zu stützen. Jedes Geräusch oder Gefühl, das in ihr hochkam, sollte sie frei ausdrücken. Bald stellte sie fest, daß es ihr möglich war, sich selbst in die angemessene Haltung zu bringen und die Spannungen in ihrem Körper zu erreichen und aufzulösen. Unsere Arbeit entwickelte sich zu einem wunderbaren Tanz, bei dem sie mir oft zeigte, wo meine Hände am wirksamsten sein würden. Sie begann, ihre Frustrationen und Blocks mit mir zu teilen.

Diese Form der Wechselbeziehung und der Kommunikation, – Voraussetzung für jede ganzheitliche Änderung – kann vereitelt werden durch die Vorstellung, daß es einen objektiven Weg der Persönlichkeitsänderung gibt. Manche Therapeuten glauben, ein Individuum analytisch erfassen zu können. Aber selbst wenn der Klient diese Behandlung will, er oder sie wird im Endeffekt dabei manipuliert. Hier wird keine wirkliche Wechselbeziehung mit dem Therapeuten gefunden und auch keine dauerhafte Änderung erreicht.

Die Versuchung, den Klienten als Objekt zu behandeln, ist besonders groß, wenn man die Körper- oder Charakterstruktur irgendwie bestimmt. Viele Autoren ordnen die Menschen in bestimmte Kategorien ein: zum Beispiel in Körpertypen, wie sie Ron Kurtz und Hector Prestera beschreiben[1], oder in Seelen- und Charaktertypen, wie man sie bei Freud, Jung, Reich oder Lowen[2] findet. Hier wird dann etwa der Körper als »zu schwer« oder als »zu schwer im unteren Bereich« angesehen. Oder die Persönlichkeit gilt als masochistisch oder narzißtisch.

Diese Kategorien sollten nur dann benützt werden, wenn Therapeut und Klient sie als sinnvoll akzeptieren. Niemals jedoch sind sie Wege, sich besser zu verstehen oder sinnvoll zu therapieren. Einen Menschen in eine Kategorie einzuordnen verstärkt den Panzer bei Therapeut und Klient. Es ist immer richtiger, offen zu bleiben für alle Möglichkeiten der Veränderung.

Claudio, ein Mailänder Geschäftsmann, war ein wahres Arbeitstier. Zu Beginn der Behandlung bewegte er sich zu schnell, zu viel und zu enthusiastisch. Ich konnte sein Gewebe nicht fassen, geschweige denn weicher machen. Er glaubte, von mir eine genaue Diagnose seiner Probleme zu erhalten und auch eine Methode, sie zu lösen. Ich zeigte ihm zwei Alternativen. Entweder bliebe er bei seinem Rhythmus, wobei er seine Gefühle und Bewegungen fast bis zur Hysterie steigern solle. Oder aber, er entschiede sich, langsamer zu werden. Er wählte die langsamere Gangart. Danach begann er jede Sitzung mit meditativer Atmung und Bewegung. Sobald er rastlos wurde, hörte ich mit meiner Behandlung auf. Endlich erreichten wir eine andere Ebene, als die der oberflächlichen, schützenden und rastlosen Aktivität. Ich konnte seine Bereitschaft zu einer langsameren Arbeitsweise fühlen.

Der letzte Grundsatz einer ganzheitlichen Änderung schließlich lautet: Soll ein Mensch eine vollständige und zentrierte Wandlung erfahren, müssen er und der Therapeut eine freie und totale Wechselbeziehung eingehen.

Ich behaupte nicht, daß ich diese drei Grundsätze immer bei meiner Arbeit angewandt hätte. Aber sie beschreiben das Ziel meiner Arbeit am besten. Und immer, wenn ich mich dem Ideal dieser drei Grundsätze näherte, hat meine Arbeit dem Klienten geholfen, sein Leben zu verbessern.

3 Begrenzung und Aufspaltung der Persönlichkeit

Wenn tiefe Körperarbeit das Bedürfnis des einzelnen nach Heil-sein und Eins-sein respektiert, wird sie zu einem machtvollen Weg, um Gesundheit, Beweglichkeit und Spontaneität wieder herzustellen. Aber zuerst sollten wir uns fragen: Was hindert uns eigentlich daran, die natürliche Einheit von Körper, Seele und Geist zu erleben? Warum spalten wir uns in ein inneres und in ein äußeres Selbst? Um eine Antwort zu finden, betrachten wir zunächst einmal, wie wir unsere natürliche Fähigkeit, uns in einer wechselnden Umwelt zu entwickeln, unterdrücken oder gar stillegen. Schon in den frühesten Lebensstadien im Mutterleib, in der Säuglingszeit und der Kindheit beginnen wir, uns gegen gewisse Formen von Wachstum und spontaner Entwicklung zu schützen. Danach zeige ich, daß Körper und Geist eine Einheit darstellen, eine untrennbare Gesamtheit, in der Innen und Außen harmonisch zusammenwirken. Im folgenden Kapitel beschreibe ich dann einige der Techniken, mit denen wir unsere Blockierungen abbauen können, um wieder zu mehr Einheit zu finden.

Wachstum und Schutzpanzer

Vom Augenblick der Empfängnis bis zum Tod – durch Schwangerschaft, Säuglingsalter, Kindheit, Jugend, die reifen Jahre und das Alter – sind wir einem dauernden Wechsel unterworfen. Diese Entwicklungen in den verschiedenen Lebensabschnitten können stimmig sein für uns und unsere Umwelt. Sie können uns aber auch frustrieren, amputieren oder erstarren lassen. Was wir in der Jugend brauchen, um uns harmonisch zu entwickeln, kann sich als völlig inadäquat im Erwachsenenleben erweisen. Die Physis des Kindes ist einfach unbrauchbar für die Bedürfnisse eines muskulösen Erwachsenen. Ebenso wie die Gesellschaft, stellt uns auch unser Leib ständig vor neue Anforderungen. Oft sind diese so groß, daß manche von uns sich weigern, weiterzuwachsen. Unser Körper verrät dann, wo dieser Wachstumsprozeß aufgehört hat. So gibt es zum Beispiel Männer mit großen kräftigen Armen und voll entwickeltem Brustkorb aber mit den Beinen eines Knaben. Oder Frauen mit breiten Hüften und kräftigen Schenkeln aber kindlichen Brüsten. Aber auch das Gegenteil kann eintreten: Wir überholen uns gleichsam selbst und Teile von uns altern schneller als andere. Dies ist der Fall, wenn ein junger Mensch schon die Falten eines Vierzigjährigen über den Brauen hat.

Die harmonische Entwicklung abzulehnen, ist zunächst ein Mittel, um sich vor Kummer und Schmerz zu schützen. Bei einem Angriff, machen wir uns körperlich, emotional und geistig steif, um der Gefahr zu begegnen. Wenn uns Angst überwältigt, sind wir wie gelähmt und hoffen, dadurch Leid zu vermeiden. Solche Reaktionen auf Gefahr und Schmerz sind natürliche Schutzmechanismen.

Wenn wir jedoch Ereignisse vorwegnehmen und eine gleichbleibende Reaktion auf die noch gar nicht eingetretene Gefahr parat haben, wird die Schutzhaltung übermächtig. Gewebe und Muskeln eines Menschen, der ständig mit dem Schlimmsten rechnet, sind chronisch verspannt, und ein Mensch, der aus Angst vor möglichem Kummer passiv bleibt, wird auch körperlich teilnahmslos und schlaff. Wir haben also einen Panzer gegen die Umwelt entwickelt, wenn unsere natürlichen Schutzreaktionen (obwohl längst nicht mehr geeignet) ein bleibender Teil unseres Leibs und unserer Verhaltensweisen geworden sind.

Beim Erwachsenwerden schützen wir uns gegen Schmerz, indem wir uns steif machen und totstellen, sowohl körperlich als auch emotional und geistig. Anstatt zu lernen, mit unseren Eltern und der Gesellschaft umzugehen und Schmerz besser zu ertragen, benützen wir immer wieder dieselben Mechanismen, bis diese völlig unbewußt werden. Schließlich setzen wir unseren Panzer sogar ein, wenn nicht die geringste Gefahr droht. Wir leben in der Vergangenheit, weil sie uns vertraut und sicher erscheint. Dabei versäumen wir, uns für die Probleme, die Lust und die Freude des Augenblicks zu öffnen. Diese eigensinnige Weigerung, sich von der Vergangenheit zu lösen, ist der Grund unseres Elends. Sie führt zu Krankheit und zum frühen Tod.

Moshe Feldenkrais stellt fest:
Die Angewohnheit, Mechanismen zu entwickeln, ist in allen von uns; warum sind wir dann nicht alle neurotisch? Die Antwort ist, daß die meisten von uns es sind. Fast alle Menschen halten an einigen infantilen Verhaltensweisen fest, die mit so viel emotionaler Spannung geladen sind, daß man sich überhaupt nicht vorstellen kann, sie könnten falsch sein. Unsere Einstellung zu körperlichen Funktionen, Arbeit, Gesellschaft und Vergnügen ist selten rational. Unsere Haltung ist meist die Fortsetzung alter, emotional verwurzelter Verhaltensweisen. Sie deutet auf in die eine oder andere Richtung festgefahrene Entwicklungen hin.[1]

Wilhelm Reich, anfangs ein Schüler von Freud, sah im Panzer eine Art starres Korsett. Die leblosen Bereiche um Augen, Mund, Hals, Brustkorb, Zwerchfell, Bauch und Unterleib unterbrechen unsere natürlichen spontanen Bewegungen und die zarte Vibration von Energien und Gefühlen im ganzen Körper. Jeder Teil des Panzers umschließt einen Teil unseres Charakters, der Art wie wir normalerweise mit uns selbst umgehen und uns in der Gesellschaft verhalten. Reich sah im Panzer eine Erstarrung der Fähigkeit, emotional auf die Umwelt zu reagieren. Diese Erstarrung wird von Muskelkontraktionen begleitet.[2] Aber der Panzer kann auch aus lockerem schlaffen Gewebe – aus Teilnahmslosigkeit – bestehen. Sowohl mit einem harten als auch mit einem weichen Panzer unterdrücken wir weitgehend unser Wissen um Verhaltensweisen, die wir im Körper und im Geist verschlossen haben.
Körperform, physische Beweglichkeit, emotionale Ausdrucksfähigkeit und Gedanken verraten unsere Entwicklungsgeschichte. Und an dieser Geschichte kann man messen, wie erfolgreich der einzelne sich immer wieder neuen Bedürfnissen anpaßt, oder wie

Bereiche des Charakterpanzers

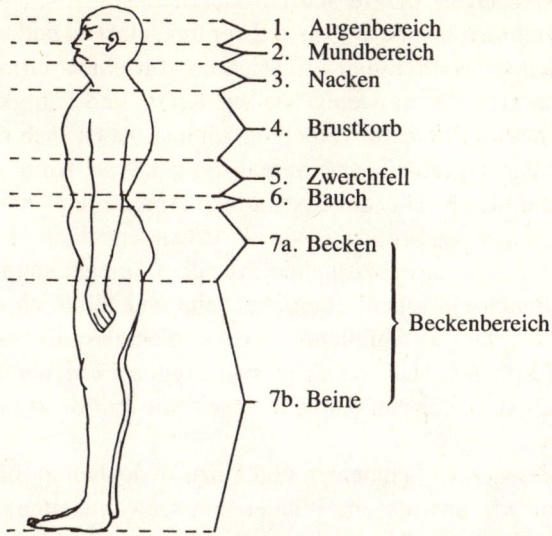

1. Augenbereich
2. Mundbereich
3. Nacken
4. Brustkorb
5. Zwerchfell
6. Bauch
7a. Becken

Beckenbereich

7b. Beine

Abb. 3

Unsere natürliche Antwort auf Schmerz oder Gefahr ist Erstarrung oder Erlahmung. Der Panzer (das heißt verengtes oder weiches Gewebe) bestimmt unsere Reaktion, sobald wir eine noch gar nicht reale Gefahr erahnen. Man kann diesen Panzer auch als physische, emotionale und geistige Segmente betrachten, die den Körper – seine Flexibilität und spontane Beweglichkeit – eingrenzen. Das Schema zeigt sieben gepanzerte Bereiche: Der Schutzwall in der Augenpartie verursacht Spannung und Lähmung rund um die Kopfhaut, die Stirn, die Augenlider, die Augäpfel und die Tränendrüsen. Das erzeugt einen gefrorenen, maskenhaften oder einen leeren Ausdruck. 2. Im Mundbereich – Lippen, Kinn und Hals – verdrängen wir unser Bedürfnis zu saugen, zu beißen und zu schreien. 3. Im Nackenbereich drücken sich oft Ärger und unterdrückte Gefühle aus. 4. Ein steifer Brustkorb mit zurückgezogenen Schultern verrät Selbstkontrolle. In sich zusammengesunken drückt er chronischen Kummer oder Schwäche aus. 5. Das Zwerchfell umgibt den Magen, die Bauchspeicheldrüse, die Leber und die Nieren. Dort sind die tiefen Bauchgefühle zu Hause – wie Ekel und Todesangst. 6. Der Bauch trennt den oberen Teil des Menschen von seinem unteren Teil. Er verhindert die Verbindung von Kopf und Herz und Becken. 7. Das Beckensegment besteht aus zwei Teilen. 7a. Das Becken enthält innige sexuelle Wünsche und Frustrationen. 7b. Die Beine lassen Unsicherheit und mangelhafte Verwurzelung erkennen.

stark er der Vergangenheit verhaftet geblieben ist. Auch wenn wir versuchen, unsere starren oder teilnahmslosen Stellungen und Haltungen vor der Welt und vor uns selbst zu verheimlichen, werden sie doch immer offensichtlich für einen aufmerksamen Beobachter. Ebensowenig wie wir Kräfte und Fähigkeiten, die wir entwickelt haben, verbergen können, ist es auch nicht möglich, das ärgerliche und verängstigte kleine Kind in uns zu verheimlichen. Die unvollständigen Anteile der Persönlichkeit sind immer gegenwärtig. Wir versuchen jedoch, sie zu verdrängen oder von uns abzuspalten. Vor dem Spiegel kann ich leicht den Bauch einziehen; allerdings sehe und fühle ich nicht, wie stark ich die Zwerchfellatmung dabei blockiere. Ebenso kann es mich kränken, daß meine großen breiten Füße nicht zart und hübsch sind – anstatt dankbar zu sein für ihre Kraft und Sicherheit.

Wir versuchen, Schmerzen und Unzufriedenheit zu bewältigen, indem wir uns als ein Bündel von Gewohnheiten, als einen manipulierbaren Mechanismus betrachten. Wenn ich von einer schmerzenden Schulter sage: »sie tut mir weh«, behandle ich meinen Körper wie einen Gegenstand, der etwas mit mir anstellt. Natürlich kann ich versuchen, den Schmerz mit Medikamenten zu unterdrücken oder mich abzulenken. Solange ich jedoch einen Teil von mir nur als Gegenstand betrachte, werde ich mein Verhalten nur kurzfristig neu gestalten, anstatt mich dem Schmerz zu öffnen und ihn als wichtigen Beitrag zu meinen Erfahrungen anzusehen. Ebenso behandeln wir auch unsere Gedanken und Emotionen wie reine Objekte. Zum Beispiel, wenn wir einem schüchternen Menschen raten, sich doch mal gehen zu lassen, oder einem verunsicherten Menschen empfehlen »einfach alles neu zu überdenken«.

Die Manipulation des Selbst geschieht zweifach: In der Trennung von Körper und Geist und in der Trennung des Inneren und Äußeren eines Menschen. Betrachten wir die erste Form.

Körper, Seele und Geist

Unser Widerwille, die sichere Vergangenheit aufzugeben, führt dazu, daß wir Körper, Seele und Geist voneinander trennen, sie wie verschiedene Teile behandeln, die sich gegenseitig beeinflussen. Wir mögen zwar annehmen, daß Körperarbeit ein Weg zu emotionaler Stabilität und zu geistiger Klarheit ist, wir mögen unseren Körper bewußt liebevoll behandeln – solange wir jedoch in ihm nur einen manipulierbaren Gegenstand sehen, weichen wir den unter dem Panzer verborgenen Problemen aus.

Hans lebte in München. Schon immer war er versessen auf sportliche Betätigung. Er spielte Fußball und Hockey, ging Skilaufen und übte sich im Gewichtheben. Er ernährte sich nach einem sorgfältig ausgearbeiteten Diätplan und nahm viele Vitamine zu sich. Seine Grundeinstellung zum Leben war: Wenn ich stark und gesund bleibe, wird mein Leben gut verlaufen. Sein Körper war zwar kräftig, aber steif und an manchen Stellen zu muskulös. Seit einiger Zeit litt er unter starken Schmerzen in den Knöcheln. Als ich die harte, gut entwickelte Muskelstruktur (den Panzer) um seine Knöchel behandelte, fing er erst an zu schreien, dann entspannte er sich. Er erzählte, wie er fast sein ganzes Leben damit verbracht hatte, sich gegen seinen Vater zu behaupten und den Schmerz zu überwinden, den er empfand, da er sich ungeliebt und ungewollt fühlte. Er erlebte sich nur als Körper und leugnete die Einsamkeit und die Leere unter seiner athletischen Rigidität.

Man kann emotionale und geistige Klarheit auch dazu benutzen, das physische Leben zu kontrollieren. Wir gehen davon aus, daß wir auch unsere Körperfunktionen steuern können, wenn wir die geistigen Kräfte in angemessener Weise entwickeln.

Nicole kommt aus einer berühmten Pariser Familie. Sie übt eine starke geistige und spirituelle Selbstkontrolle aus, wandelt jeden negativen Gedanken sofort in eine positive Behauptung um. Seit gut einem Jahr litt sie unter Krämpfen und Verstopfung. Als ich mit ihr arbeitete und die großen Muskeln der inneren Schenkel lockerte, begann sie vor Verwirrung und Erregung zu zittern und zu zucken. Völlig überrascht entdeckte sie, daß sie, trotz ihrer guten Erziehung, Verwirrung und Erregung genießen durfte. Bisher hatte sie ihren Geist als Instrument zur Selbstkontrolle benützt, ihren Körper dagegen abgelehnt. Der Körper fing an zu rebellieren, er zeigte normale, aber gehäufte Spannungen.

Es mag Ihnen aufgefallen sein, daß ich die verschiedenen Emotionen mal dem Körper, mal dem Geist zuordne. Diese Schwierigkeit zeigt einmal mehr, wie wenig wir das Selbst in unabhängige Teile spalten können, auch dann nicht, wenn wir behaupten, daß diese Teile in Beziehung zueinander stehen. Ich betrachte das Selbst als ein funktionierendes Ganzes, das die physischen, emotionalen und geistigen Dimensionen unserer unmittelbaren Erfahrungen aufnimmt. Wenn ich Schulterschmerzen behandle, wird das »sie schmerzt« zu »ich schmerze«.

Alle Aspekte der Persönlichkeit sind gleichzeitig gegenwärtig. Ich bin nicht jetzt ein Leib, der später auf einen Geist einwirkt. Wenn sich eine Dimension oder ein Aspekt meiner Erfahrungen verändert, ändern sich auch alle anderen Aspekte, denn alles von mir ist in einem einzigen Ganzen gegenwärtig. Das soll nicht heißen, daß ein Teil meiner Persönlichkeit auf einen anderen einwirkt. Oder, daß die Lockerung von Muskelverspannungen eine entsprechende Lockerung meiner Emotionen und Gedanken bewirkt. Die Lockerung physischer Spannungen *ist* ganz einfach die Lockerung emotionaler und geistiger Frustration. Umgekehrt *ist* die Auflösung dieser Frustrationen gleichzeitig auch die Auflösung physischer Spannungen.

Diese Diskussion mag abstrakt und philosophisch erscheinen, aber sie kann helfen, meine nachfolgend beschriebene Arbeit besser zu verstehen. Die Einheit von Körper, Seele und Geist ist ein Phänomen, das möglich macht, den Strom der Momente und Ereignisse zu erfahren. Für mich sind diese Ereignisse nicht teilbar in einzelne physische Empfindungen, Emotionen, Gedanken oder was sich an anderen traditionellen Bewußtseinsinhalten ergeben mag. Jede Erfahrung ist einmalig und unteilbar. Ich mag mich zwar auf einen Aspekt meiner Erfahrungen konzentrieren, trotzdem sind alle anderen Aspekte gleichzeitig präsent. Wenn ich zum Beispiel Rückenschmerzen habe, ist diese Erfahrung ein funktionaler Besitz von mir, aber auch meine Furcht und meine Zweifel sind es. Obwohl man sie unabhängig voneinander beschreiben kann, als physisch, emotional und geistig, sind sie doch ein einziger Strom von Erfahrungen.

Wenn ich mich dem »Körper« oder dem »Geist« zuwende, trenne ich sie nicht. Ich konzentriere mich nur auf ein gewisses Moment meiner Persönlichkeit und dabei bleiben andere gleichzeitige Aspekte im Hintergrund. Don Johnson beschreibt diese Sicht eher poetisch und weniger philosophisch in seinem Buch *Rolfing und die menschliche Flexibilität:*

Der Mensch ist wie eine Pflanze, deren von ihrem Nährboden kaum unterscheidbare Fibrillen in die Wurzeln übergehen, welche sich zum Stamm verdichten, der sich dann wiederum in Äste, Blätter und Blüten differenziert und sich in dem ihn umgebenden elektrischen Feld fortsetzt. Spirituelles Bewußtsein, Emotionen und Gefühle, Intelligenz, physiochemische Funktionen, Muskeln und Skelett sind alle nur Standpunkte, von denen aus man die einheitliche Wirklichkeit unserer Existenz untersuchen kann.[3]

Diese Auffassung findet sich auch in einigen Theorien der physiologischen Funktionen. Die klassische Schmerztheorie sagt, daß die Stimuli auf spezielle Schmerzrezeptoren in der Haut wirken und von dort über ein Nachrichtenzentrum zum Schmerzzentrum im Gehirn wandern.[4] Eine andere und wie ich glaube brauchbarere Auffassung leitet sich von den Ergebnissen derzeitiger neurophysiologischer Versuche ab. Danach ist Schmerz nicht so sehr die Reaktion auf einen Stimulus, sondern eher ein Phänomen, das aus äußeren Reizen und innerer Aktivität besteht und das durch ein System von Pforten und Verschlüssen im Nervensystem fließt.[5] Ronald Melzack meint, daß Sinnesvorgänge alleine Schmerz noch nicht erklären können. Melzack und Wall schlagen vor, daß Schmerz oder Abwesenheit von Schmerz vom Gleichgewicht zwischen den Sinneseingaben und den zentralen Eingaben in das Kontrollsystem der Pforten abhängt.[6] Die folgenden Kapitel werden noch zeigen, warum diese Theorie auch unsere Erfahrungen bei der Lösung des Panzers erklären kann.

Ein ähnliches Beispiel für die Behandlung von Körper, Seele und Geist ist das von Ida Rolf beschriebene Modell. Sie ist die unangefochtene Vorreiterin der tiefen Körperarbeit. Sie stellt fest:

Wenn wir das Bindegewebe als ein funktionelles Ganzes ansehen und nicht nur als eine Zusammensetzung von Gewebe, können wir feststellen, daß es ein tragendes Organ ist – ein elastischer, ganzheitlicher Geweberahmen. Dieser Geweberahmen leitet, übermittelt und begrenzt nicht nur die Bewegung, sondern umhüllt und stützt auch alle Teile des Körpers.[7]

Sie ging sogar noch weiter:

Eine emotionale Antwort ist Verhalten, ist Tätigkeit. Jedes Verhalten drückt sich auch in Muskulatur und Skelett aus. Jede Tätigkeit ist ein Ausdruck des Organismus, und die Form steht in direkter Beziehung zu den materiellen Strukturen. Wenn ein Mensch jammert, beweint er in Wirklichkeit seine strukturelle Begrenzung und sein Versagen.[8]

Ida Rolf sieht in der Tat in den Emotionen einen rein funktionalen Persönlichkeitsaspekt. Sie scheint es abzulehnen, Gefühlen (und wahrscheinlich sogar der Erkenntnis) und dem Körper denselben Status zu geben. Sie behandelt Körperstrukturen und Körperfunktionen als die Ursache emotionaler Funktionen.

In ihrer Abhandlung über einen chronisch verärgerten Menschen schreibt sie:

Solange die physischen Gegebenheiten nicht irgendwie verändert werden, kann der Psychotherapeut nur wenig ausrichten. Man rennt nicht, weil man Angst hat, sondern man hat Angst, weil man rennt, behauptete William James zu Beginn dieses Jahrhunderts, und seither hat sich nicht viel verändert. Unser ärgerlicher Freund ist ärgerlich weil sein Körper gefangen ist in einer physischen Ärgerhaltung.[9]

Es kommt mir vor, als würde sie hier den Emotionen (und vielleicht auch den Gedanken) die Rolle einer »Begleiterscheinung« zuschreiben, das heißt, einer Aktivität die durch das Funktionieren des Körpers ausgelöst wird oder sich aus ihm ergibt. Ich glaube, meine Vorstellung kommt echtem Monismus näher, das heißt der Überzeugung, daß Körper und Geist *eine* Wirklichkeit sind und aus demselben Stoff bestehen. Ich sehe den Körper als funktionierenden Spiegel der Emotionen (und Gedanken) und die Emotionen als Spiegel des Körpers.

In seinem sowohl informativen wie praktischen Werk *Körperbewußtsein* schreibt Ken Dychtwald über Rolfing:

Diese neue Bewußtheit . . . entsteht nur im Zusammenhang mit einer Veränderung des Seins, des Fühlens, des Denkens und des Glaubens. Es scheint also so, daß ohne eine entsprechende Veränderung der Gewohnheiten und Haltungen, die dem Körper Form geben, die rein physischen Handlungen des Körpers bestehen bleiben, ohne eine neue geistig-seelische Struktur, in der sie Wurzeln schlagen können. Aus diesem Grunde glaube ich, daß Rolfing teilweise unzureichend für einen umfassenden Prozess des KörperBewußtseins ist, da es dem Menschen nicht erlaubt, sich und die innerhalb seines eigenen KörperBewußtseins möglichen Veränderungen langsam und bewußt zu erfahren. Es handelt sich bei Rolfing in einem größeren Maße um etwas, das »mit« Ihnen gemacht wird, als etwas, was Sie selbst bewußt tun.[10]

Generell stimme ich dieser Beobachtung zu, glaube jedoch, daß weder der Körper in den geistigen Strukturen Wurzeln schlagen kann, noch der Geist im Körper. Körper und Geist haben anfangs keine strukturell oder kausal unterschiedlichen Eigenschaften. Sobald wir den Körper behandeln, behandeln wir auch den Geist und umgekehrt. Wir können uns natürlich selbst betrügen und versuchen, den Körper als die kausale Stütze des Geistes zu behandeln, oder den Geist als stützende Struktur des Leibes. Aber die tatsächlichen allmählichen Änderungen durch Körperarbeit sind Änderungen, die von einem ganzheitlichen Moment der Persönlichkeit zum nächsten führen. Wenn wir Körper und Geist getrennt behandeln – mal mit Körpertechniken, mal mit gefühlsanregenden und kognitiven Therapien – wird sich wenig ändern. Unser Panzer erscheint einfach in einer neuen Form wieder. Wie wir in den folgenden Kapiteln sehen werden, ist eine echte Wandlung notwendigerweise Änderung der ganzen Persönlichkeit. Sie wird mit Hilfe des Therapeuten möglich, der gleichzeitig verschiedene Techniken einsetzt, so zum Beispiel die Lockerung tiefsitzenden Gewebes, Atemtherapie, emotionaler Ausdruck, Bewegungsbewußtsein.

Innen und Außen

Bleibender Wandel ist unmittelbar und vollständig. Wenn mein Körper sich ändert, ändert sich auch mein Geist, denn sie sind beide Funktionen derselben unmittelbaren Erfahrung. Einige Aspekte befreien sich sofort. Nicht nur der Körper bewegt sich freier, sondern auch die Gefühle und Gedanken kommen in Fluß. Trotzdem muß ich noch meinen Panzer loswerden. So wird mir zwar der Ärger emotional und geistig bewußter werden, der sich in meinen Unterarmen ausdrückt, aber ich unterdrücke und beherberge weiterhin die Traurigkeit in meiner eingefallenen Brust. So wie man seinen Panzer schrittweise errichtet hat, kann man ihn auch nur schrittweise abbauen. Bevor wir nun jedoch diesen Prozeß in den nächsten Kapiteln genauer betrachten, müssen wir erst einmal erkennen, wie sich dieser Panzer entwickelt hat. Wie wir in unserer Kindheit eine Art inneren Widerstand bilden, einen »Kern«, den wir mit einem äußeren Schutzwall umgeben, einer »Schale«.

Unsere Entwicklung ist die Geschichte erlernter Antworten, mit denen wir uns gegen Schmerzen wappnen. Viele dieser Erwiderungen verwandeln sich in starre Angewohnheiten, die unsere Spontaneität unterdrücken, verhindern, daß wir »rund« sind. Die frühesten dieser Angewohnheiten bilden den Kern unseres Widerstands. Die ersten Verhaltensmuster, mit denen wir der Welt gegenübertreten und uns schützen, stammen aus dem frühen Stadium der Empfängnis, der Bewegung der Eizelle durch die Eileiter, der Einnistung und Schwangerschaft in der Gebärmutter. Diesen schützenden Kern stärken und entwickeln wir, wenn wir mit dem Geburtsschock fertigwerden müssen. Auch der Kampfzustand in der oralen, analen und genitalen Phase der Kleinkindzeit trägt zu dieser Entwicklung bei. Im Alter von drei bis vier Jahren haben wir fast gänzlich unsere charakteristischen Haltungen und unsere Möglichkeiten, Schmerz oder ungewollte Veränderungen zu vermeiden, aufgebaut.

Der Rest unseres Lebens dient gewöhnlich nur noch zur Festigung dieses Kerns. Aber wir verfeinern den Panzer, indem wir auch noch eine schützende Schicht um den Kern bilden. Denn obgleich der Kern unser widerstandsfähigster Teil ist, so ist er doch auch der schmerzempfindlichste. Die Schale ermöglicht es uns, mehr Risiken einzugehen. Werden wir in diesem Bereich verletzt, ist der Schmerz oberflächlich und die tieferen Schichten bleiben unberührt.

Diese grundsätzliche Trennung zwischen Kern und Schale behalten wir unter den verschiedensten Formen bei. Manchmal zeigt sich im Körper eine harte Schicht gut entwickelter äußerer Muskeln (der Fortbewegung), die einen Kern weicher innerer Muskeln (des Gleichgewichtes) verdeckt. Zum Beispiel beim muskulösen Athleten, der Kraft aber keinerlei Anmut besitzt. Umgekehrt kann das Äußere aber auch eine weiche Pufferzone bieten, die einen straffen aber passiven Mittelpunkt umgibt. Dies ist der Fall bei »zarten« femininen Frauen, die unter der Oberfläche »steinhart« sind. Die Trennung zwischen äußerer Schale und innerem Kern findet auch in den emotionalen und kognitiven Bereichen statt. Unsere alltäglichen sozialen Gefühle scheinen oft eintönig und kontrolliert, aber sie überdecken tiefe und explosive Emotionen. Wenn wir uns gesellig geben, verstecken wir vielleicht nur unsere inneren Zweifel und Angstgefühle.

Wenn wir uns in äußere Schale und inneren Kern aufteilen, erzeugen wir die frustrierende Illusion, daß die beiden nicht Hand in Hand gehen können. In *Knoten* bringt R. D. Laing das Rätsel dieses Konflikts treffend zum Ausdruck:

> Man ist innen
> dann außen, was man innen war
> Man fühlt Leere
> weil nichts in einem ist
> Man versucht in sich zu gehen
>> in das Innen vom Außen
>> das man einst innen war
>>> wenn man versucht sich in das zu versetzen, was
>>> man außen ist (. . .).[11]

Die Alternative zu dieser schützenden Trennung des Selbst in Kern und Schale ist, sich mit dem ganzen Selbst zu bewegen, zu fühlen und zu denken. Was im äußeren Leben geschieht, sollte auch innen passieren. Wenn wir wirklich leben, das heißt unserer Umwelt total entgegentreten und aktiv an ihr teilhaben, ist unsere Energie nicht auf oberflächliche Reaktionen oder innere Impulse beschränkt. Angst, Ärger, Freude, Sympathie und Kummer fließen frei und ohne Umwege von unseren Außenkontakten zu unserem tieferen Einfühlungsvermögen und unserem Bedürfnis, uns mitzuteilen. Gleichzeitig können diese Emotionen auch in uns entstehen und, falls sie nicht unterdrückt werden, von uns zu den Anderen fließen. Das ist wirkliches Leben. Schale und Kern verschwinden, und unsere Energie bewegt sich frei von außen nach innen, von innen nach außen.

Wirkung und Gegenwirkung sind nur zwei Seiten desselben Ereignisses. Meine Reaktion ist gleichzeitig eine Form meiner Wirkung. Wenn Ereignisse mich berühren, ist meine Antwort aktive Annahme oder Verweigerung. Meine inneren und äußeren Energien wirken zusammen als zwei Aspekte derselben ganzheitlichen Wirklichkeit. Diese Einheit ist im Gewebe fühlbar. Sobald Einheit entsteht, entsteht auch Gleichgewicht zwischen den größeren äußeren Muskeln (sie geben unseren Bewegungen Kraft) und den tieferen inneren Muskeln (sie verleihen unseren Bewegungen Richtung und Stabilität). Ein aktiver und empfänglicher Mensch ohne Panzer zeigt einen stetigen, weichen und doch festen Muskeltonus bis nach innen zu den tieferen Strukturen.

Einige Körpertherapeuten betonen, daß es wichtig ist, erst die äußeren Schutzschichten (die Schale) zu behandeln, bevor sie sich den tieferen Ebenen des Widerstandes, dem Kern, zuwenden. Sie betrachten den Körper als eine Folge von Schichten, die – wie bei einer Zwiebel – eine nach der anderen abgetragen werden müssen. Sie scheinen anzunehmen, daß der Mensch seinen oberflächlichen äußeren Panzer aufgeben muß, bevor er seine innersten Gefühle offenbaren und ausdrücken kann.

Die ganzheitliche Körpertherapie arbeitet stufenweise in zwei Richtungen: von der Schale zum Kern und vom Kern zur Schale. Wenn wir beide Richtungen im Auge haben, können wir jederzeit unsere Arbeit auf eine bestimmte Tiefe der Lockerung konzen-

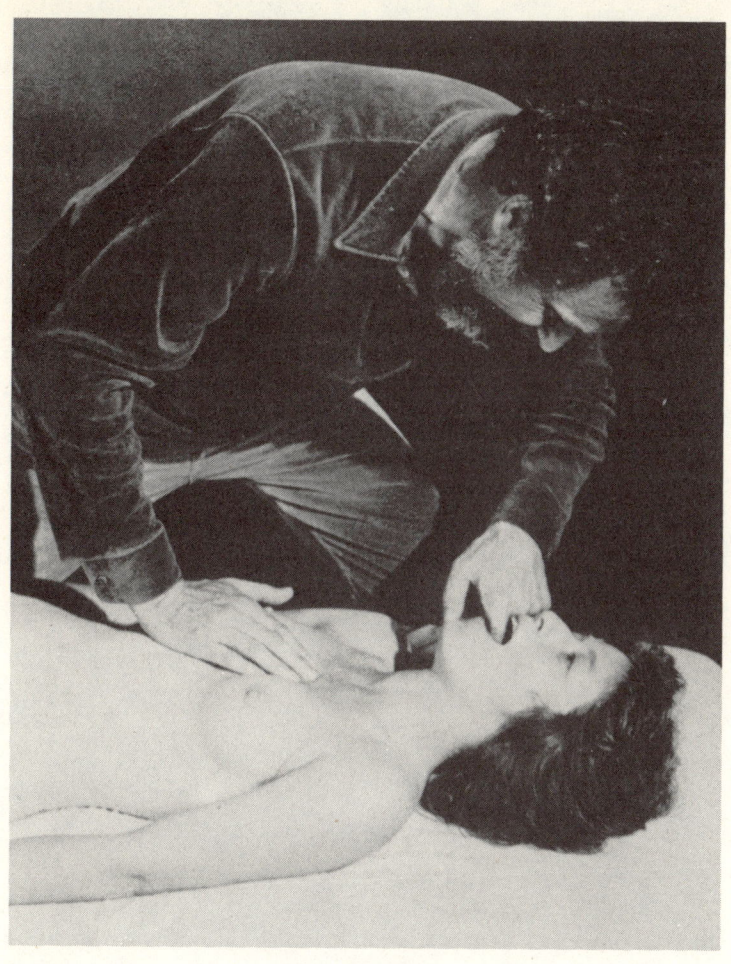

Abb. 4
Der Therapeut arbeitet in zwei Richtungen: stufenweise von der Schale, den
äußeren Spannungen und Schutzhaltungen von Körper, Seele und Geist,
zum Kern, den tieferen und stärker geschützten Strukturen und Emotionen.
Gleichzeitig arbeitet er vom Kern zur Schale. Um bei der Lockerung des
oberflächlichen Bindegewebes im Brustkorb zu helfen, ermutigt der Therapeut hier auch eine innere Lockerung, indem er in der Mundhöhle arbeitet.

trieren. Während ich mich auf das oberflächliche Bindegewebe konzentriere, benütze ich gleichzeitig Griffe, welche beginnen, die tieferen Strukturen zu lockern. Umgekehrt, während ich mich auf das tiefere Bindegewebe konzentriere, behandle ich auch die oberflächlichen Lagen. Dadurch gewährleiste ich eine gleichmäßige und vollständige Entspannung.

Wenden wir uns nun dem eigentlichen Prozeß und der Erfahrung zu, wie der Panzer sich auflöst.

4 Der Prozeß der Befreiung

Wenn man damit beginnt, an sich als einer Einheit von Körper, Seele und Geist, von Innen und Außen zu arbeiten, löst sich auch der Panzer allmählich auf. Dies ist der Anfang eines schrittweisen Prozesses, der zur Wiedererlangung des flexiblen, ausdrucksvollen und spontanen Selbst führt, das wir solange verleugnet haben. Obwohl es viele Wege gibt, sich der persönlichen Einheit zu nähern, bleibt tiefe Körperarbeit doch einer der erfolgreichsten, solange sie die drei Grundsätze respektiert, die ich eingangs aufzählte: Gleichzeitigkeit, Gleichgewicht und Wechselbeziehung. Sie ist deshalb so wirksam, weil ihre Erfolge greifbar, schnell und dauerhaft sind. Am Ende jeder Sitzung von Posturaler Integration kann man Änderungen fühlen und sehen. Sie nehmen mit jeder weiteren Sitzung noch zu. Aber da ist mehr als nur diese spürbare Änderung; da ist auch die klärende Erfahrung, das sich entwickelnde Verständnis, wie wir unsere Schutzhaltungen aufgeben und uns neuen Möglichkeiten öffnen können.

In diesem Kapitel möchte ich die Schritte beschreiben, die zu einer Befreiung vom Panzer führen (siehe auch Tabelle 1, S. 68f.) und erklären, wie ich diesen Prozeß verstehe. Da die Posturale Integration, wie jede wirksame Körperarbeit, nicht nur ein Befreiungs-, sondern auch ein Integrations-Prozeß des Selbst ist, möchte ich in einem späteren Kapitel erläutern, wie man in den erfahrenen Änderungen Halt und eine neue Ausrichtung finden kann.

Beide Stadien der Behandlung, die Befreiung vom Panzer und die Integration dieses Prozesses, betreffen natürlich den gesamten Menschen mit allen seinen Empfindungen, Gefühlen, Gedanken und Überzeugungen. Es ist jedoch sinnvoller, diesen Prozeß und die notwendigen Schritte am Beispiel eines bestimmten Körperteils zu erklären.

Das erste Stadium, das sich auf die Befreiung vom Panzer konzentriert, besteht aus vier Phasen:

1. Das erste Aufbrechen der Schutzhaltungen, gewöhnlich erfolgt das in zwei Sitzungen. Eine Sitzung betrifft die obere Hälfte des Körpers, die zweite die untere Hälfte.

2. Die seitliche Dehnung des Rumpfes und des Beckens, eine etwas tiefergehende Behandlung.

3. Die Lockerung des Beckens. Sie erfolgt in drei Sitzungen intensiver Behandlung der inneren Oberschenkel, des Bauchraumes und der Strukturen unterhalb des äußeren Gesäßes.

4. Die Lockerung von Kopf und Nackenpanzer, wobei der Nacken vom Mundinneren aus bearbeitet wird.

Das zweite Stadium, die Integration, besteht aus drei Sitzungen, die die ganze Persönlichkeit neu gestalten und neu ausrichten.

Diese von mir entwickelte Reihenfolge ist eindeutig beeinflußt von meinen Erfahrungen und meinen Beobachtungen des Rolfing. Bill Williams, der inzwischen eine eigene Form ganzheitlicher Körperarbeit entwickelt hat, die Soma-Massage, hat mich im Jahre 1969 durch mehr als zwanzig Rolfing-Sitzungen geführt. Einige Sitzungen erlebte ich auch bei Ida Rolf persönlich. Bill Williams Einfühlungsvermögen habe ich einige wichtige Veränderungen zu verdanken. Aber, wie schon einleitend gesagt, fühlte ich mich nach der Rolfing-Behandlung weiterhin unvollständig. Die Reihenfolge der Sitzungen ist mir zu unflexibel, sowohl was die Behandlung der verschiedenen Körperbereiche als auch den Behandlungsverlauf von außen nach innen betrifft. Auch die mangelnde Beachtung der emotionalen und geistigen Vorgänge befriedigt mich nicht.

Ich habe die Posturale Integration als einen Prozeß dargestellt, der in fünf Phasen und zehn Sitzungen abläuft. Jede Phase kann selbstverständlich mehr als die von mir angegebene Anzahl von Sitzungen erfordern. Zusätzliche Sitzungen sind auch dann nötig, wenn der emotionale und geistige Panzer sehr fest und das Gewebe sehr resistent ist. In jedem Fall muß ein ausreichender

Grad von Auflösung des Panzers erreicht sein, bevor man in die nächste Phase eintritt.

Bislang habe ich stets betont, daß die Befreiung vom Panzer (und die Integration neuer Energien) einen Prozeß darstellt, der sowohl Körper und Geist entwirrt (und harmonisiert), als auch unser äußeres und inneres Selbst. Immer geht er einher mit einer Lockerung verspannter Muskeln und dem Erreichen eines Gleichgewichts zwischen entgegengesetzten Muskeln. Wird das Skelett von einer Muskelgruppe in eine bestimmte Richtung bewegt, arbeitet eine andere Muskelgruppe in entgegengesetzter Richtung. Zum Beispiel die Bewegung des unteren Beines: Mit den Kniesehnen, kraftvollen Beugemuskeln, heben wir die Fersen zum Gesäß. Gleichzeitig agieren die vorderen Muskeln des Oberschenkels als Strecker und ziehen das Bein gerade.

Durch ihre gegensätzlichen Kontraktionen bestimmen diese Muskelgruppen (Beuger und Strecker, Adduktoren und Abduktoren, Kehrmuskeln nach innen und außen, Pronatoren und Supinatoren, Außen- und Innenrotatoren) die oberen und unteren, hinteren, vorderen und seitlichen Positionen des Körpers. Aber durch die Panzerung werden einige dieser komplementären Muskelgruppen überspannt und dadurch entsteht ein Ungleichgewicht. Bei einem Menschen mit runden Schultern ist das Verhältnis Vorne – Hinten gestört: Der kleine Brustmuskel Pectoralis Minor, ein kleiner tiefliegender Muskel an der Vorderseite der Schultern, ist überspannt. Dagegen sind die unteren und oberen Rhomboiden, die die Schultern nach hinten ziehen, unterbeansprucht.

Wenn ein solches Ungleichgewicht zwischen zwei Muskelgruppen entstanden ist, müssen wir mit einem neuen Ungleichgewicht antworten, um aufrecht zu bleiben. Wir müssen mit einem anderen Teil des Körpers andere Muskeln zum Ausgleich überspannen. Um bei einer zu runden Schulterpartie nicht nach vorne zu fallen, muß man die Muskeln im unteren Rückenbereich überanstrengen. Dies wundervolle Zusammenspiel gegensätzlicher Kontraktionen hält uns aufrecht, auch wenn wir eigensinnig an unseren Spannungen festhalten.

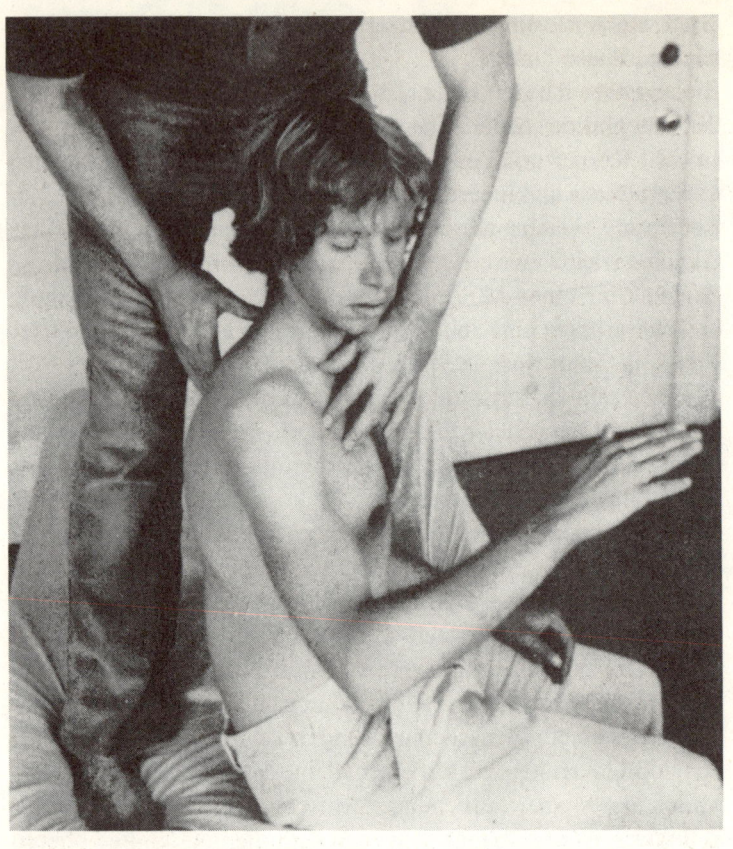

Abb. 5
Intensive Körperarbeit ermöglicht wieder ein harmonisches Gleichgewicht
verschiedener Muskelgruppen. Beim Bewegen der Arme entlasten wir oft
unbewußt die Muskeln der Rückenmitte, die mittleren Rhomboiden, die die
Schulterblätter und die Schultern an Ort und Stelle halten. Dabei wird die
entgegengesetzte Muskelgruppe des Pectoralis Minor (kleiner Brustmuskel)
überspannt. Nicht nur der Arm, sondern auch die Schultern bewegen sich
nach vorne. Der Therapeut muß dann gleichzeitig die Rhomboiden im Rük-
ken und den Pectoralis Minor behandeln. Er ermutigt den Klienten, seinen
Arm nur vom Ellbogen an zu bewegen und dabei die Schulter still zu halten.

54

Ich habe schon beschrieben, wie das Bindegewebe die Muskeln umkleidet und unsere Bewegungen leitet und koordiniert. Bei verkrampften Muskelgruppen hat sich das Bindegewebe verkürzt und oft auch verdickt. Dadurch verfestigt sich das Ungleichgewicht. Ein Mensch mit runden Schultern hat viele Schichten verhärteten und unbeweglichen Bindegewebes im vorderen Teil der Schultern und des Brustkorbes. So kann sich die Muskulatur zwischen den Schulterblättern nicht genügend entspannen und hat nicht genügend Kraft, die Schultern nach hinten zu ziehen. Bei der intensiven Körperarbeit benützt der Therapeut Finger, Fäuste, Handgelenke und Ellbogen, um das verhärtete Bindegewebe systematisch zu lockern. Dabei muß er die Lockerung der äußeren und der inneren Schichten koordinieren und gleichzeitig mit dem Emotionalen und dem Geist arbeiten.

Anfangslockerung

Oberflächlich gesehen ist das Bindegewebe eine direkt unter der Haut liegende Hülle, die den ganzen Körper umgibt. Wenn es frei und gleichmäßig arbeitet, fettet, leitet und stützt es den ganzen Körper. Manche Menschen verwandeln diese dünne Hülle in eine Art »Elefantenhaut«, weil sie glauben, sich so gegen die »Schicksalsschläge« zu schützen. Das Bindegewebe ist dann mit den darunter liegenden Strukturen verhaftet. Andere wiederum entwickeln eine Art Pufferzone, eine gummiartige oberflächliche Lage, die schlaff und relativ teilnahmslos auf Berührung reagiert. Diese Menschen schützen sich, indem sie Streß passiv vom äußeren Gewebe absorbieren lassen, während sie sich innerlich verkrampfen. Im 7. Kapitel beschreibe ich die verschiedenen Grade und Gruppen von Spannungen, die die verschiedenen Persönlichkeits-Typen darstellen.
Zur Behandlung des oberflächlichen Panzers benütze ich die Finger, um die äußere Hülle des Körpers vorsichtig zu kneifen. Dabei versuche ich, die äußere Behandlung mit tiefen, inneren Änderungen zu koordinieren.

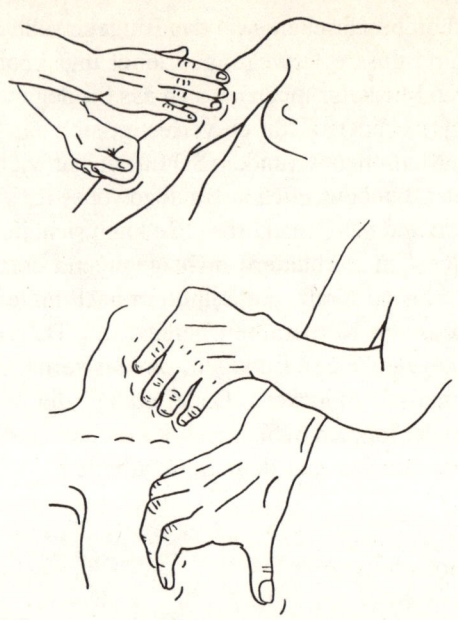

Abb. 6
Während der ersten Phase behandelt der Therapeut ausschließlich die Hautoberfläche. Durch Kneifen lockert er die oberste Bindegewebsschicht. Wenn diese frei ihre Funktion erfüllen kann, fettet, leitet und trägt sie die ganze Körpermasse.

Zelda, Tochter einer Bauernfamilie, wuchs mit acht Brüdern außerhalb von Zürich auf. Sie war ein richtiger Wildfang und fühlte sich an Kraft und Gewandtheit ihren Brüdern ebenbürtig. Aber dabei fraß sie das Gefühl in sich hinein, als Mädchen nicht soviel wert zu sein. Ihre Muskulatur war gut entwickelt und das Oberflächengewebe so straff über den Brustkorb gespannt, daß es unmöglich war, in diese oberflächliche Hülle einzudringen oder sie zu bewegen. Während ich das jedoch mit einer Hand weiterversuchte, steckte ich die Finger meiner anderen Hand tief in ihren Hals. Zuerst kam keine Reaktion. Als ihr Körper jedoch von einer Serie von Würgereflexen erschüttert wurde, fing das Gewebe ihrer Brust an sich zu rühren. Sie vertraute mir an, wie schwach sie sich während ihrer Kindheit innerlich gefühlt hatte, aber auch wie unfähig ihre weibliche Seite zu zeigen. Bei ihr reagierte die äußere Struktur nur, wenn gleichzeitig auch die innere aktiviert wurde.

Oft arbeite ich schon am Anfang der Behandlung mit einer ganzen Anzahl tiefer innerer Reaktionen und Strukturen. So zum Beispiel rund um den Zungenansatz, der die Botschaften vom Herzen empfängt, innerhalb der Nase, um die in den Augen angesammelte Traurigkeit zu lösen. Oder rund um den Anus, um zu helfen, den Ärger auf Autoritäten zu akzeptieren. Wenn diese inneren Lockerungen mit oberflächlichen Griffen koordiniert werden, fördern sie eine schrittweise, gleichmäßige und dauerhafte Entfaltung des Selbst, sowohl von innen nach außen als auch von außen nach innen.
Für mich ist es ganz natürlich, daß sich eine dauerhafte Änderung nicht auf einen Teil beschränken kann. Begegne ich einem Menschen mit Offenheit, trete ich intensiv mit ihm in Verbindung, auch wenn wir uns nur im Alltag begegnen. Bei der ganzheitlichen Körperarbeit wird die Notwendigkeit einer schrittweisen und progressiven Behandlung nie vergessen. Dränge ich zu früh oder zu sehr darauf, den Kern zu erreichen, erzeuge ich nur Verwirrung und sogar Widerstand gegen mehr Öffnung. Bleibe ich zu sehr an der Oberfläche, zögere ich bis zum Kern des Klienten vorzudringen, bleibt der Fortschritt von kurzer Dauer und der Widerstand erscheint möglicherweise in einer neuen Form.

Dehnung

Die zweite Phase meiner Behandlung ist eine Art Zwischenschritt. Ich behandle nur die Hüllen und die großen äußeren Muskeln von denen ich glaube, daß sie auch eine Rolle in der Bildung des Panzers spielen. Im physischen Bereich strebe ich eine Dehnung zwischen Becken und Brustkorb an, außerdem eine Erweiterung und Abrundung der beiden Körperseiten. Dadurch bereite ich die nächste Phase vor, die direkte Behandlung des Beckens. Ich versuche mehr Streckung und Flexibilität zu erreichen, damit der Klient beginnen kann zu vibrieren, sich

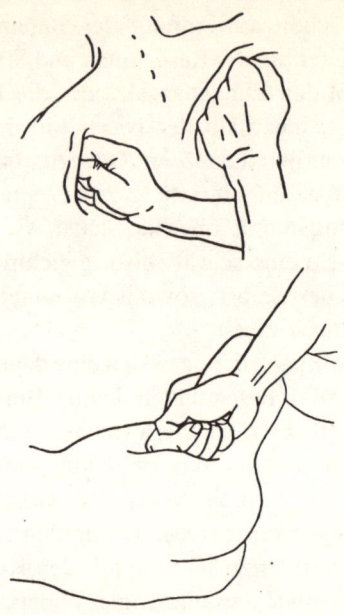

Abb. 7
Während der Behandlung der Zwischenschichten des Bindegewebes dringt der Therapeut durch die Oberfläche und beginnt mit der Lockerung des Gewebes rund um jeden Knochen.

den wellenartigen Bewegungen hinzugeben, die von den Hüften durch den Bauch, das Zwerchfell und den Rücken bis zum Brustkorb fließen. Bei einem Menschen, der gerade, frei und offen ist, strömen diese Bewegungen sowohl von außen als auch von innen.

Schauen wir uns einmal die Menschen an, die während der Jugend »festgefahren« sind. Die Angst vor den Verantwortungen des Erwachsenendaseins drückt sich aus in der Art und Weise, wie sie ihre kurzen, watschligen, unflexiblen, jungen- oder mädchenhaften Formen ins Erwachsenenleben mitgenommen haben. Während der Behandlung des hinteren Taillenbereichs (die Latissimus dorsi und Quadratus lumborum Muskelzone) stoße ich oft auf eine gefühllose und fettige Gewebeansammlung.

Während ich das Bindegewebe solcher Klienten behandle, ermutige ich sie, sich vorzustellen, was es für sie bedeuten würde, gerade, beweglich und attraktiv zu sein. Dehnung, Abrundung und Verstärkung der Beweglichkeit rund um die Taille bereitet ebenfalls den Weg für die nächste Aufgabe, die Neugliederung des Beckenbereiches.

Die Behandlung erstreckt sich dann weiter auf beide Seiten der Rippen bis hinauf zu den Schultern und zum Nacken. Bei einer spontanen Atmung, wie sie im nächsten Kapitel beschrieben wird, pulsiert der ganze Brustkorb von unten nach oben. Die meisten Menschen haben das Verlangen, auf beiden Seiten voller und freier zu atmen. Sie möchten die Bewegung der Rippen horizontal vom Brustbein zur Wirbelsäule spüren und vertikal von der elften und zwölften zur ersten Rippe. Oft gelangt der expansive und freie Atem nicht bis unter die Arme in die Achselhöhlen. Die oberen Rippen, vor allem die erste und zweite, sind oft steif; sie werden zu einem unbeweglichen Ring, der unsere Energie und unsere Gefühle tief nach unten drückt und sie im unteren Schulter- und Halsbereich verschließt. Ich habe festgestellt, daß die meisten Menschen zwar den oberen Bereich ihrer Schultern und die Mitte ihres Nackens spüren, die untere Schulterpartie, der Halsansatz und die Gegend innerhalb des Brustkorbes jedoch sind tot und unbewußt. Diese Strukturen zu mobilisieren führt zu neuer Vitalität der Lungen und des Herzens, tiefsitzende Trauer und Freude werden zum Leben erweckt.

Lockerung des Beckens

Rund um das Becken befinden sich die großen kraftvollen äußeren Muskeln. Sie sind zum Teil am Rumpf und zum Teil an den Gliedern befestigt. Von ihnen bekommen wir den größten Teil der motorischen Kraft, zum Beispiel von den Adduktoren, die unsere Beine zusammenführen. Wenn diese Muskeln blokkiert oder überspannt sind, erzeugen sie einen seitlichen Druck

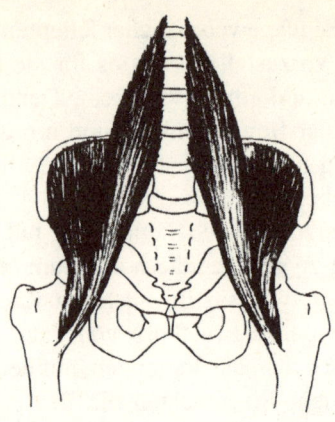

Abb. 8
Der Psoas ist ein innerer Muskel, tief im Becken. Wenn er nicht – wie so oft
– von den äußeren Muskeln rund um das Becken unterdrückt wird, ist er die
kraftvolle Quelle innerer Energien, die er gleichzeitig reguliert.

nach innen und auf den Ischiasnerv oder die Sitzknochen. Die
Kniesehnen und der Quadriceps, die jeweils vorne und hinten am
Becken befestigt sind, können nach unten, auf das hintere und
vordere Becken, drücken. Dies geschieht dann zusätzlich zu
ihren normalen Funktionen, nämlich das Bein zu beugen und zu
strecken.
Wenn ich das Gewebe rund um das Becken behandle, muß ich
mich schrittweise in die tieferen Bindegewebsschichten vorarbeiten. Obwohl diese Behandlung schon bedeutend tiefer geht,
befinde ich mich doch noch immer am Anfang der dritten Phase.
Ich behandle immer noch die Schale des Körpers. Möglicherweise kann ich schon tiefer in das Becken und andere Teile des
Rumpfes vordringen, wo sich die inneren Muskeln des Kerns
befinden (so zum Beispiel der Lendenmuskel [Psoas] und der
Beckenbodenmuskel [Pubococcygeus]). Ihnen verdanken wir
unsere Stabilität und sie vermitteln unseren äußeren Bewegungen
subtile Impulse. Diese inneren Muskeln sind oft schwach und mit
den sie umgebenden Strukturen verhaftet.

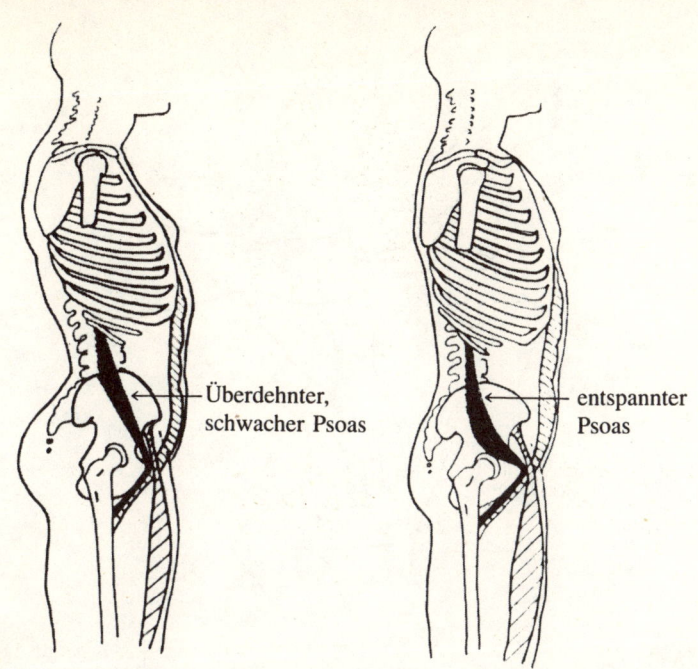

Überdehnter,
schwacher Psoas

entspannter
Psoas

Abb. 9
Sind die Bauch- und Oberschenkelmuskeln (der Rectus abdominis und der Rectus femoris) zu stark entwickelt, verkürzen sie die Vorderseite des Körpers und kippen das Becken nach vorne. Hier ist der Psoas überdehnt und unbeweglich. Sobald Oberschenkel und Bauchmuskeln weicher und länger werden, findet das Becken zurück in eine ausgeglichene Position, in der der Psoas entspannt und funktionsbereit sein kann.

Der Psoas, tief in unserem Becken, löst und führt die Bewegungen des Beines aus. Er ermöglicht die Rotation des Beckens um seine eigene Achse. Andere äußere Muskeln können den Psoas beherrschen, dazu schreibt Ida Rolf:

Unglücklicherweise ist der Psoas bei einem ziellosen Menschen oft unfähig, seine Aufgabe zu erfüllen. Er tendiert zu einer strukturalen Unterentwicklung und bleibt am Beckenrand kleben. Er bestimmt nicht mit, wenn es um die Haltung eines Durchschnittsmenschen geht.

61

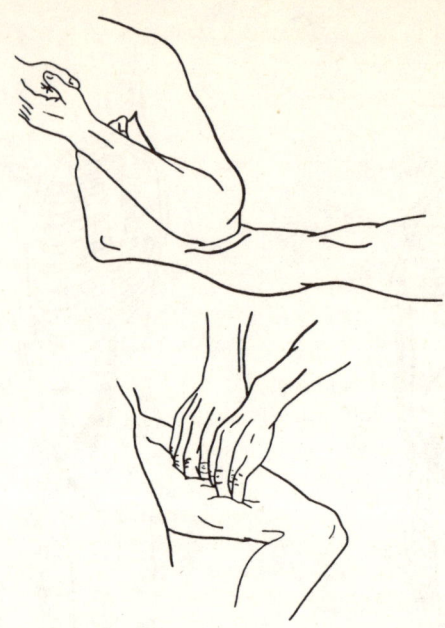

Abb. 10
Intensive Behandlung lockert die Bindegewebsschichten unter der Oberfläche. Diese Behandlung erreicht manchmal sogar die Gewebestrukturen auf den Knochen.

Athletische Übungen betonen noch die wiederholten Bewegungen der äußeren Muskulatur auf Kosten der inneren Muskulatur. Der Psoas, der eine weit wichtigere Rolle im Körper spielt als der Rectus abdominis, wird leicht durch falsche Übungen vergewaltigt.[1]

Während meiner Behandlung unterstütze ich immer das Gleichgewicht zwischen äußerer und innerer Muskulatur. Allerdings möchte ich nicht nur dazu beitragen, das physische Gleichgewicht zu erzielen, sondern auch ein Gleichgewicht von Körper, Seele und Geist. Wenn ich zum Beispiel die äußere Hülle der Adduktoren (Muskeln auf der Innenseite der Unterschenkel, sie führen die Beine zusammen) behandle, ermutige ich meine Klienten oft, nicht nur ihr Becken hin und her zu wiegen (es zu dehnen und zu beugen), sondern auch sexuelle Erregung zuzulas-

sen, schnell zu atmen, ihre innere und äußere Sexualität auszudrücken. Dankbar denke ich dabei an meine Freundin Margo,
eine tantrische Meisterin, Autorin eines bemerkenswerten
Buches.[2] Sie lehrte mich die sexuellen Gefühle anzunehmen, die
bei der Behandlung des Beckens entstehen können. Hier ein
Beispiel:

Christine lebt in Schweden in einer Gemeinschaft, in der sexuelle
Freiheit nicht nur akzeptiert, sondern auch erwartet wird. Als ich ihre
Schenkel behandelte, fand ich die Muskeln und das umliegende Bindegewebe lang, dünn, miteinander verklebt und überdehnt. Andauernd
bewegte sie nervös ihre Beine und ihren Rumpf, ohne dabei allerdings
das Becken um die koronale Achse zu drehen. Zunächst half ich ihr zu
einem tiefen Atemrhythmus zu finden. Anschließend bat ich sie, Beine
und Oberkörper ruhig zu halten und nur das Becken hin und her zu
wiegen. Als ich meinen Druck auf ihren Körper verstärkte, fing sie an,
in sanften wellenförmigen Bewegungen zu vibrieren; wir teilten das
Gefühl der Wärme, das auf dem Grund ihres Beckens entstand. Ihre
Sexualität war zwar aktiv, aber rauh, explosiv und von unbefriedigen-
den äußeren Bewegungen begleitet. Sie glaubte, daß dies von ihr
erwartet würde. Nun entspannten sich ihre Oberschenkel, wurden
breiter und voller.

Die Behandlung der äußeren Muskulatur erfordert Respekt vor
dem inneren Geschehen, vor der Gefühls- und Gedankenwelt.
Andererseits muß der Klient bei der Behandlung der inneren
Strukturen auch verstehen und fühlen, wie subtil und gleichmä-
ßig sich die innere Energie auf die äußeren Bewegungen über-
trägt. Während der Behandlung des Psoas bringe ich meine
Klienten dazu, ihren ganzen Körper in meine Hände zu legen.
Gleichzeitig ermutige ich sie, ihre Empfindungen und Gefühle an
die Oberfläche zu lassen. Sie sollen diese Empfindungen und
Gefühle auch in den äußeren Bewegungen des Beines und des
Rumpfes ausdrücken. Wenn ich die äußeren Befestigungen des
Pubococcygeus behandle, des Hauptmuskels im Beckenboden,
bitte ich meine Klienten, sich auf alle Viere zu begeben und das
Becken im Atemrhythmus nach vorne und hinten zu wiegen. Zur
selben Zeit übe ich Druck auf die erreichbaren Muskeln seitlich
des Steißbeins aus.

Manchmal, wenn ich die Umgebung des Anus behandle, löst sich die Spannung explosionsartig in zornigen Beckenstößen und -drehungen. Dieser Entladung folgt gewöhnlich eine vollständige Entspannung, die es dem Klienten möglich macht, seine bislang aufgestauten Energien und seinen Haß auf Autoritäten zu akzeptieren. Die Behandlung des Beckens ist so kraftvoll, daß ich dafür einen speziellen, von der Posturalen Integration unabhängigen Prozeß entwickelt habe. Ich nenne ihn »Sexuelle Becken-Entspannung« (Pelvic Sexual Release). Dabei arbeite ich nicht nur an der Oberfläche des Beckens, sondern auch innerhalb und rund um Anus und Genitalien. Dabei werden die negativen Gefühle gegen die Autorität und der Wunsch nach sexuellen Spielen und Vergnügen freigesetzt.

Während der Lockerung des Beckens arbeite ich an den Schaltstellen der Ausrichtung des Körpers und der Charakterstruktur. Zwei Buchhelden veranschaulichen die Rolle des Beckens besonders deutlich. Zuerst Donald Duck: Er ist untersetzt, die Beine und Füße sind seitlich nach außen gedreht, das Becken ist schief und er schiebt den Bauch nach vorne. Er stellt den klassischen »Anal-Typ« dar: blockiert, frustriert und zornig. Seine Versuche, Autorität zu bekommen, werden dauernd mißachtet. Dagegen Pinocchio, die zweite Gestalt: Bei ihm werden Brustkorb und Kopf vom Becken getragen. Dies ermöglicht es den Beinen, sich frei zu bewegen. Auf den ersten Blick erscheint Pinocchio als ein »Phallus-Typ«. Obwohl jung und irgendwie naiv, kann er seine Schwierigkeiten überwinden und vorwärts streben. Möglicherweise kann er sich in einen »Genital-Typ« wandeln, kann erwachsen werden. Er kann Fleisch ansetzen und reifer werden. Diese Beispiele sollen zeigen, wie sich die Haltung des Beckens auf den Menschen auswirkt. Aber sie machen auch klar, daß innere Qualitäten wie Empfänglichkeit und Offenheit zu äußerer Kraft führen, während äußere Stärke ohne innere Empfindsamkeit uns völlig hilflos läßt.

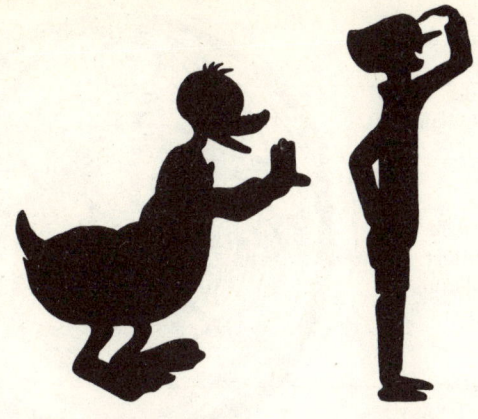

Abb. 11
Donald Duck und Pinocchio zeigen, wie die Haltung des Beckens den
Charakter beeinflußt. Donald, mit seinem schiefen Becken, seinem Hohl-
kreuz und seinen nach außen gekehrten Füßen ist ärgerlich und blockiert.
Pinocchio, dessen Becken den Körper trägt und organisiert, ist für Änderun-
gen offen.

Lockerung von Kopf und Nacken

Die vierte Phase des Lockerungsprozesses setzt am Kopf und
Nacken an. Dieser Teil des Körpers besteht aus vielen kleinen
inneren Muskeln und Bindegewebsschichten, die außen von
Schutzhüllen umgeben sind. Innerhalb von Mund, Hals, Nase
und Augen befindet sich Gewebe, das tiefe und starke Emotionen
speichert. Entwicklungsgeschichtlich kann man darin Überbleib-
sel unserer Anfänge als Reptilien und Säugetiere sehen. Die
intensive Behandlung der Kopfstrukturen erfüllt zwei Aufgaben:
Sie eröffnet den im Beckenkern sitzenden Gefühlen ein Ventil
und ermöglicht die Verbindung zwischen allen inneren Strukturen des Menschen, vom Becken zum Herzen und zum Kopf.
Beim klassischen Rolfing behandelt man das Becken ohne vorher
das Innere des Kopfes zu lockern. Dies Vorgehen widerspricht

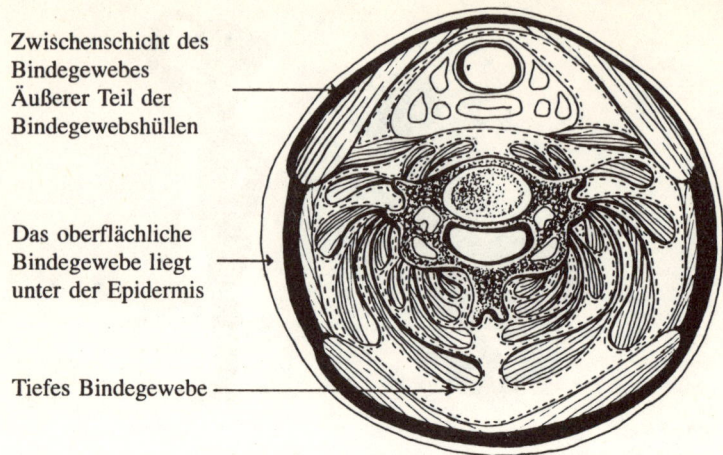

Zwischenschicht des
Bindegewebes
Äußerer Teil der
Bindegewebshüllen

Das oberflächliche
Bindegewebe liegt
unter der Epidermis

Tiefes Bindegewebe

Abb. 12
Dieser Querschnitt des Nackens zeigt eine äußere oberflächliche Schicht,
eine Zwischenschicht und eine tiefe Schicht Bindegewebe. Das tiefe Binde-
gewebe ist ein kompliziertes Gebilde von Gewebeschichten. Sie beinhaltet
tiefe und intensive Emotionen. Da Nacken und Kopf ein Abflußventil für
Energien sind, die in anderen Teilen des Körpers ausgelöst werden, muß der
Therapeut oft erst diese tiefen inneren Strukturen des Nackens und des
Kopfes bearbeiten.

den von Wilhelm Reich entwickelten Strategien.[3] Die Reichianer
konzentrieren sich auf den Panzer rund um die Augen, Mund und
Hals bevor sie sich nach unten, zum inneren Panzer des Beckens,
vorarbeiten. Das Schwergewicht der Behandlung liegt für sie in
der Mobilisierung und der Öffnung der Energien im Kopf, so daß
die explosiven Gefühle, die bei der Behandlung des Beckens
entstehen können, sich durch den Kopf entladen, etwa durch
Schreien, Weinen, Beißen, Saugen.
Aus diesem Grund behandle ich sogar schon in der Anfangsphase
auch den Kopf (Mund und Nase zum Beispiel). Wenn ich dann
mit der dritten Phase beginne, mit der Arbeit am Becken, ist der
Kopf meist schon frei genug, um die normalerweise im Becken
sitzenden intensiven Frustrationen entströmen zu lassen. Aller-

dings hat mich die Erfahrung auch gelehrt, daß es gefährlich sein kann, zu früh die primitiven emotionalen Strukturen des Körpers zu behandeln. Bei »kopfbetonten« Menschen kann es notwendig sein, erst mit dem Becken zu arbeiten, bevor man an den Kopf geht. Deshalb kombiniere ich die Reichianische Vorgehensweise vom Kopf zum Becken mit der des Rolfing, die zunächst intensiv das Becken behandelt und dann zum Kopf vordringt.

Die Lockerung von Kopf und Nacken ist aber nicht nur wichtig, um den Energien des Beckens ein Abflußventil zu verschaffen. Sie ist auch der Weg zur Einheit von Körper, Seele und Geist. Während der Behandlung können sich die sexuellen Gefühle im Becken mit liebenden und offenen Gefühlen in der Brust verbinden und bis in den Gesichtsausdruck vordringen. Deshalb möchte ich noch einmal unterstreichen, daß es nicht ausreicht, sich auf einen Teil des Körpers zu konzentrieren. Wenn das Becken zwar innen und außen weicher wird, muß ich oft feststellen, daß sich seine Haltung nicht wesentlich ändert. Das liegt an der oft extrem schlechten Ausrichtung von Nacken und Kopf. Wenn der Kopf sehr schief sitzt (zum Beispiel beim Typ des übereifrigen, vorwärtsstürmenden Menschen, der anderen immer um eine Nasenlänge voraus ist), hat die Behandlung des Beckens zur Entspannung eines krummen Rückens wenig sichtbare Wirkung. Zumindest solange nicht, bis der Körper die vertikale Linie seines Gleichgewichts nicht wieder gefunden hat.

Bei der Ausrichtung von Becken und Kopf muß aber auch der Brustkorb berücksichtigt werden. Dieser muß sich strahlenförmig öffnen, wie ein Fallschirm oder ein Regenschirm, so daß sich der Kopf frei bewegen kann und das Becken sowie die Beine scheinbar baumeln.[4] Dies bedeutet natürlich eine Gesamtveränderung, sie betrifft die gesamte Persönlichkeit. Ein vorwärtsstürmender Mensch findet sein Zentrum nur dann wieder, wenn er sich von seinem geistigen Ehrgeiz und seiner unterdrückten sexuellen Energie löst. Nur dann kann sein Herz empfänglich werden für seine wirklichen Bedürfnisse.

Tabelle 1: Der Prozeß der Befreiung und Integration

	Segmente und Muskulatur Befreiung einzelner Segmente	Bindegewebe Umfassende Lockerung	Haltung, Bewegung, Gefühle
Erstes Stadium: Befreiung vom Panzer			
Phase 1: Erste Öffnung des Panzers von Körper, Seele und Geist	Ausgleichen der äußeren, oberen und unteren Körperstruktur	Äußere Hülle	Entwirrung von Gefühlen, schrittweise Befreiung. Entspannung
1. Sitzung: Obere Körperhälfte	Brustkorb, Arme, seitliche Hüften, Ilio-tibial-Bereich, Ischias, Nacken, dorsale und lumbare Wirbelsäule	Oberfläche des Bindegewebes von Brust, Bauch, Kopf, Hals, Nacken, Schultern, oberen Gliedmaßen, Rücken	oberflächliche Gefühle, eingeschliffene Reaktionen und Verteidigungsmechanismen Gefühle von Erleichterung, energetische Aufladung
2. Sitzung: Untere Körperhälfte	Füße, Knöchel, Unterbeine, Knie, Kniesehnen; Verbindungen zur oberen Körperhälfte	Oberfläche des Bindegewebes der unteren Gliedmaßen	Kindheits-Erinnerungen, Freiheit, Beweglichkeit, Verwurzelung, Einstellungen zu den Eltern
Phase 2: Dehnung	Abstand zwischen Becken und Brustkasten, Abrunden des Brustkorbes, Haltung der Schultern	Mittleres Bindegewebe, oberer Bereich der tiefen Schichten	Gefühle von Verletzlichkeit im Bereich der Flanken
3. Sitzung: Hüften bis Schultern	Hüften, seitlicher Brustkasten, Schulter, Nacken, Quadratus lumborum, Latissimus dorsi, Armrotatoren, Trapezmuskel, Deltamuskel	Tiefes Bindegewebe von Rücken, lumbodorsalis, Schultern, scapulae, Nacken	Mehr Bewußtheit im Rücken; größere Beweglichkeit der Seiten
Phase 3: Neuorientierung des Beckenbereiches	Boden und Vorderseite des unteren Beckens, oberer Beckenbereich und Abdomen, Rückseite des Beckens und unterer Rücken	Tiefe Schichten und Verbindungen um und im Becken	Entdeckung der Körper-Mitte, Hara-Bewußtsein
4. Sitzung: Unterer Beckenbereich	Innenseiten der Schenkel, Adduktoren, Vorderseite der Schenkel, Rectus femoris, Sartorius	Tiefe Bindegewebshüllen der Adduktoren, vollständige Befreiung der Fascia lata	Öffnung und Erweiterung des Ischias; Vorderseite wird länger; Auseinandersetzung mit sexuellen Gefühlen

5. Sitzung: Oberer Beckenbereich	Abdominus rectus, Brust, Zwerchfell, psoas	Tiefes Bindegewebe, scarpa, transversalis, pelvia; Hüllen und Verbindungen des iliopsoas	Inhalt des Abdomen liegt fest im Becken: Freude, Trauer, sexuelle Beweglichkeit
6. Sitzung: Hinterer Beckenbereich	Kniesehnen, große Gesäßmuskeln, Drehmuskeln, Kreuzbein, sacro-spinalis-Sehne, Steißbein	Tiefes Bindegewebe: lata, pelvia dorsis; Hüllen der seitlichen Beckenwandmuskeln (piriformis und obturatorius) quadratus femoris	Analer Ärger, männliche Furcht vor Homosexualität, extrovertierende Energie
Phase 4: Lockerung von Kopf und Nacken			
7. Sitzung	Schlüsselbein, Brustkorb, Nacken, Schädel, Kiefer, Zunge, Mund, Wangen, Nase, Augen	Tiefes Bindegewebe: Nacken, Hals, Kopf	Primitive Gesichts-Emotionen, tiefer Schmerz und Befreiung; größere Beweglichkeit des Kopfes
Zweites Stadium: Integration der verschiedenen Teile und Aspekte der Persönlichkeit	Verbindung der einzelnen Segmente	Alle Schichten bewegen sich gleichzeitig	Neues Gleichgewicht; Gefühl von Ganz-Sein; Gedanken und Emotionen sind im Fluß
Phase 5: Koordinierung der oberen und der unteren Körperhälfte	Koordinierung der oberen oder unteren Segmente	Bindegewebsschichten der anderen Körperhälfte werden geöffnet	Gefühl einer tiefen Öffnung nach oben oder unten
8. Sitzung: meistens die untere Körperhälfte	Befreiung des Beckens und der unteren Gliedmaßen	Als Folge der Arbeit an der unteren Körperhälfte, verlängert sich das Bindegewebe im Rumpf, hebt sich aus dem Becken	Gefühl dafür, daß »Erdung« und Körperbewußtsein in der unteren Hälfte notwendig sind für die Freiheit der oberen Hälfte
9. Sitzung: meistens die obere Körperhälfte	Erweiterung des Rumpfes und der oberen Gliedmaßen	Bindegewebe des Zwerchfells dehnt sich nach oben und unten	Gefühl dafür, daß der freie Ausdruck der Bedürfnisse der oberen Körperhälfte uns besser »erdet«
10. Sitzung: Reorganisation des ganzen Körpers	Koordinierung und Verbindung zwischen Vorne–Hinten, Rechts–Links	Freies Zusammenspiel aller Bindegewebsschichten	Gefühl von vollständiger Integration; Links–Rechts und Vorne–Hinten sind im Gleichgewicht

An diesem Punkt des Prozesses (Behandlung des Kopfes) hat sich der Körper schon so umfassend gelockert, daß es nicht mehr alleine darum gehen kann, einzelne Körperteile aus ihrem alten Panzer zu befreien. Nun wird es auch wichtig, daß sich diese Körperteile harmonisch bewegen. Dies ist das Ziel des zweiten Stadiums der Arbeit, der achten, neunten und zehnten Sitzung, der Integration des Selbst. Bevor ich mich diesem Teil der Arbeit zuwende, möchte ich darstellen, wie der Klient den Lockerungsprozeß erlebt.

Die Erfahrung der Befreiung

Die Phase der Befreiung ermöglicht es, den schützenden Panzer aufzulösen, der in den verschiedenen Körperbereichen und -schichten gespeichert ist. Die Befreiung wird schrittweise erlebt und registriert, während das Gewebe sich aufweicht und die Bewegungen, Gedanken und Gefühle freier werden. Dieser Prozeß ist weit mehr als nur eine technische und mechanische Änderung. Wie wir noch sehen werden, muß der Therapeut spüren, wieviel Druck ein Mensch zu einem bestimmten Zeitpunkt vertragen kann. Er bewegt sich im Grenzland zwischen erholsamer Massage und intensivem, manchmal schmerzhaftem Eindringen in das Muskelgewebe. Ist der Druck zu leicht, geschieht nichts; ist er zu intensiv oder zu schnell, verstärkt er den Panzer. Der Mensch muß mit seinem Panzer konfrontiert werden aber nur soweit, wie er das, was geschieht, verdauen und erforschen kann. Schließlich aber liegt es auch in der Verantwortung jedes einzelnen, wieweit er empfänglich ist für die Behandlung und die Teile des Selbst erfährt, die bislang abgelehnt und unbewußt blieben.

Wir entwickeln unseren Panzer ursprünglich, um Schmerz und Unzufriedenheit zu vermeiden. Dabei kann er ein harter Schutz oder ein weiches Kissen sein. Diesen Panzer zu erfahren bedeutet, sich von alten Anschauungen und Haltungen zu befreien. Es bedeutet nicht, die einmalige persönliche Geschichte zu verleugnen oder zu zerstören. Sich mit dem Panzer zu beschäftigen ist ein eigentümlicher Prozeß, der uns von der Vergangenheit befreit und sie trotzdem auch zu einem Teil von uns macht.

Oft sind wir so teilnahmslos, daß unsere Schutzhaltungen völlig unbewußt werden. Wir erschaffen uns immer wieder eine Welt ohne Probleme: ereignislos und abgesichert. Die erste Bedingung für jede Veränderung ist, daß wir unsere Unzulänglichkeiten und unsere Frustrationen fühlen. Während der Lockerungsphase der Posturalen Integration begegnet der Klient seinem Widerstand gegen Änderung. Ohne diesen ersten Schritt wird keine Behandlung des Gewebes, keine noch so intensive Atemtherapie, keine Bewegungstherapie, keine spirituelle und geistige Aktivität zu einer bedeutsamen oder dauerhaften Änderung führen.

Der zweite Schritt in der Erfahrung unserer Befreiung ist die Erkenntnis, daß Frustration und das Unzulänglichkeitsgefühl das eigentliche Problem darstellen. Solange Papa, Mama oder die Gesellschaft als Sündenbock für die Probleme dienen, kommt man nicht weiter, auch wenn man um seine Probleme weiß. Auch wenn man sich von seinen »Rückenschmerzen« oder »wehen Füßen« beherrschen läßt, entdeckt man seinen Panzer nicht, erkennt nicht, was er ist: ein Schutz vor sich selbst. Die Entspannung, die man bei der Befreiung vom Panzer verspürt, ist kein geheimnisvoller Vorgang, bei dem man durch äußere Kraft von seiner Last befreit wird. Während der Therapeut den Körper erschüttert, muß der Klient bereit sein zu sagen: »Ich will nicht«. Durch diese Erkenntnis kann man fühlen, wie man gegen sich selbst kämpft oder Widerstand leistet.

Endlich, als letzten Schritt zur Befreiung, müssen wir unsere Unvollkommenheit, unsere Schmerzen und unsere Unzufriedenheit als einen wichtigen und willkommenen Teil von uns anerkennen. Sobald man sich für seine eigenen Schmerzen verantwortlich fühlt, erkennt man sie als lebensnotwendig und wichtig an. Dies erscheint fast paradox: Sobald ich meine ungewollten Haltungen akzeptiere, habe ich mich auch schon von ihnen befreit. Sobald ich zum Beispiel erkenne, daß ich meinen Vater hasse, wird dieser Haß vollständig, total und kraftvoll. Ich selbst öffne mich für neue Gefühle. Nun, da ich meinen Vater hasse, kann ich ihn auch lieben. Der Schmerz, der in tiefer Körperarbeit entsteht, verändert sich: Er ist nicht roh, sondern gewollter und anerkannter Teil von mir. Er ist nicht mehr einfach Schmerz, sondern eher Loslösung von vergangenem Leid. Ich befreie mich von meiner Vergangenheit, indem ich sie zu einem Teil von mir mache.

Um die Verwandlung alten Schmerzes in eine neue, freie Erfahrung besser zu verstehen, muß man sich menschliches Bewußtsein als etwas vorstellen, das den Leib nicht einfach wie einen analysierbaren und manipulierbaren Gegenstand betrachtet. In vielen klassischen westlichen Bewußtseinstheorien ist das Bewußtsein »hier« an einer bestimmten Stelle gelagert, während das Objekt »dort« liegt. Wir versuchen, unser Bewußtsein unter kontrollierten Bedingungen zu erweitern, indem wir die verschiedenen Aspekte eines Objekts oder eines Ereignisses analysieren. In dieser Sicht sind etwa Kreuzschmerzen ein Problem, das man untersuchen kann, die Folge von Ursachen, die man gegebenenfalls verstehen und beseitigen kann. Aber diese Abspaltung des Schmerzes von mir ist gerade das Problem. Man verbaut sich damit die Möglichkeit, Schmerz wirklich zu erforschen und sich von ihm zu befreien.

Sowohl die Philosophie des Zen-Buddhismus als auch die Gestalttheorien des Bewußtseins machen deutlich, daß die Erfahrung der Befreiung ein Prozeß ist, bei dem wir vermeintlich fremde Aspekte als Teile von uns anerkennen. Wenn ich mit einem Teil von mir ganz in Verbindung trete, ihn anerkenne und begrüße, ist er für mich nicht länger nur ein von mir getrennter Gegenstand. Ich werde zu diesem Gegenstand. Im Zen-Buddhismus ist man vollkommen eins mit dem Objekt, ist gleichzeitig der Betrachter und der Betrachtete. In der Gestalttherapie erleuchte ich den teilweise unbewußten Hintergrund meiner Erfahrungen, indem ich den unbewußten Anteilen meiner Persönlichkeit erlaube, sich auszudrücken.

Als der Therapeut auf den gut entwickelten Panzer in meinem

unteren Rücken stieß, akzeptierte ich meinen Widerstand gegen alles was tief in mir war. Endlich begann ich, auch meinen unteren Rücken zu mögen, in ihm zu sein und von ihm aus zu mir zu sprechen: »Jack, es tut weh; du mußt langsamer treten und mir die Beachtung geben, die ich verdiene«. Selbst wenn dieser Dialog nicht weiter geht, kann man doch schon damit beginnen, die unbewußten Schutzhaltungen zu lockern. Aber wie wir noch sehen werden, kann dieser Dialog auch fortgesetzt werden; man kann mehr tun als sich nur von Schutzhaltungen zu befreien. Man kann, dank der nun befreiten Teile, mit anderen Aspekten des Selbst in Verbindung treten. Sie alle müssen zusammenwirken, neue Bewegungen, Gefühle und Gedanken ausprobieren.

Um den Befreiungsprozeß von alten Haltungen und Ansichten besser zu verstehen, kann man auch den Schmerz betrachten, der dabei im Nervensystem entsteht. Nach einer klassischen Schmerztheorie, der Spezifitätstheorie[5], genügt die einfache Reizung der Nervenenden im Muskelgewebe, um eine generelle Reaktion auszulösen, die als Schmerz gefühlt wird. Diese Ansicht vermag jedoch nicht die direkte Beteiligung des örtlichen Gewebes (und des Muskel-Gedächtnis) bei der Erfahrung von Schmerz zu erklären. Was man als Schmerz empfindet, hängt nicht nur von einer Reaktion im Gehirn ab (und von nachfolgenden Reaktionen im ganzen Nervensystem), sondern auch davon, wie das örtliche Gewebe den Reiz an das Nervensystem weitergibt. Die Spezifitätstheorie erklärt nicht ausreichend, welche Rolle der Panzer und seine Auflösung bei der Reaktion auf einen äußeren Reiz spielt.

In einer anderen Theorie wird das Nervensystem als eine wechselwirkende Einheit betrachtet: Erfolgt eine Änderung in einem Teil, wirkt sich dies überall aus. Eine alles beherrschende nervöse Aktivität wird dann nicht ausschließlich vom Hirnstamm kontrolliert, sondern auch von tieferen Zentren, die ebenfalls eine wichtige Rolle spielen. Wie schon angedeutet, vergleicht diese Theorie das Nervensystem mit einer komplizierten Anordnung von Pforten, die sich öffnen und schließen, wenn der Reiz durch örtliche Rezeptoren gleitet. Was man örtlich spürt, hängt nicht nur von den Reaktionen im Gehirn ab, sondern auch davon, wie das Gewebe diese Pforten steuert. Es ist fast so, als seien die Pforten durch frühere schmerzhafte Erfahrungen an bestimmten Stellen »festgelegt«, durch den Schutzpanzer, der das Gewebe in und um die Muskeln »einfriert«.

Wäre der Panzer permanent und unauflösbar, könnte die Spezifitätstheorie von Reiz und Reaktionen unsere festgefahrenen Verhaltensweisen erklären. Schmerzpforten wären immer an ihrem Platz und ihr Einfluß bliebe gleich. Es scheint jedoch, daß die Befreiung vom Panzer durch intensive Körperarbeit einige der durch frühere Erfahrungen »festgelegten« Pforten wieder öffnet. In dieser Sicht kann das Gewebe wieder durch die Arbeit des Therapeuten in Bewegung geraten. Der Patient kann die Erinnerung und Ereignisse wiedererleben, die in seinen Muskeln gespeichert sind. Das Wiedererleben von Schmerz scheint ein Teil des Befreiungsprozesses zu sein. In der Folge werden die Pforten nicht mehr durch den Panzer bestimmt: Sie sind frei und können für alle möglichen integrierenden Erfahrungen neu angeordnet werden.

Hilda kam zu mir mit einem chronischen Nackenproblem. Als ich während der siebten Sitzung das Bindegewebe ihres Nackens behandelte, verkrampfte sie zunächst einmal Schultern, Nacken und Kopf. Sie stöhnte und wehrte sich sogar gegen mein langsames Vordringen in die großen seitlichen Muskeln. Ich bat sie, sich dieser Muskeln bewußt zu werden, Nacken zu werden. Anfangs widersetzte sie sich. »Ich habe Angst, daß Sie mir noch mehr Schmerzen bereiten.« Dann: »Ich bestehe aus so harten Muskeln. Ich habe es satt, immer auf der Hut zu sein.« Ich ermutigte sie, noch mehr Schmerz zu fühlen. Plötzlich erinnerte sie sich lebhaft an ein längst vergangenes Ereignis. »Ich renne durch den Hof und verfange mich in der Wäscheleine. Ich werde ohnmächtig.« Sie fühlte, daß sie starb. Ich riet ihr, noch weiter zu gehen und den Tod zu erleben, den sie die ganze Zeit über in ihrem Nacken versteckt hatte. Hitzewellen und Schwingungen erfaßten ihren ganzen Körper. Eine ungeheuere Freude sprudelte aus ihrem Inneren. Der Nacken wurde weicher und dehnte sich. Sie wünschte nun, ihren Kopf hin und her zu bewegen, zum ersten Mal in ihrem Leben.

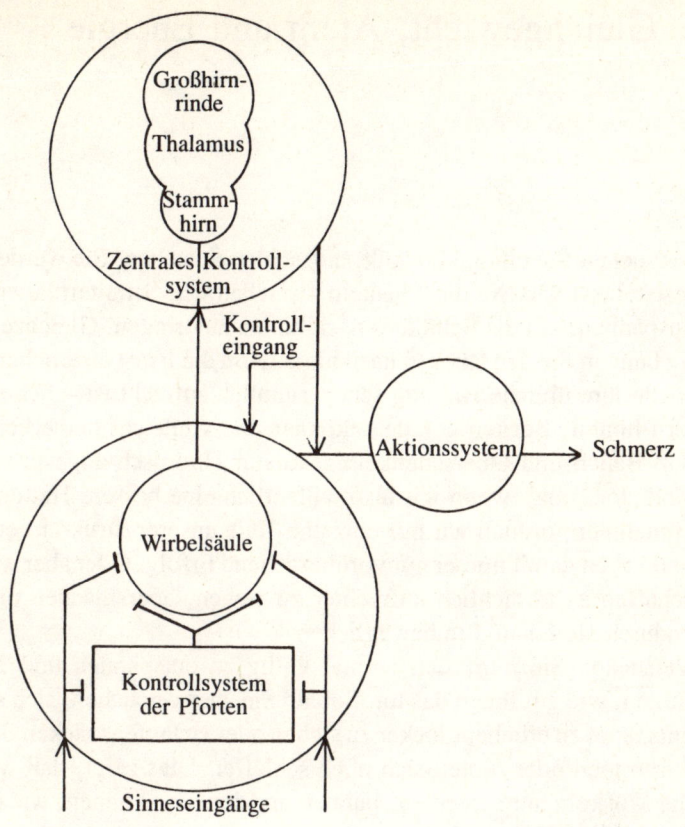

Abb. 13

Diese Abbildung zeigt die Elemente, die für die Schmerzempfindung zuständig sind. Über ihre Funktion und Wirkungsweise gibt es verschiedene Ansichten. Nach einer klassischen Theorie ist Schmerz die Reaktion im Gehirn auf einen einfachen äußeren Reiz im Muskelgewebe. Aber diese Sicht kann nicht die Rolle des örtlichen Gewebes in der Entstehung von Schmerz erklären. Was wir als Schmerz empfinden, hängt auch davon ab, wie das Gewebe den Reiz empfängt. Und davon, was wir im Gewebe speichern. Eine andere Theorie betrachtet das Nervensystem als eine wechselwirkende Einheit, so daß Veränderungen eines Teils auch die Veränderung eines anderen bestimmen. In dieser Sicht ist das Nervensystem ein kompliziertes System von Pforten, die sich öffnen und schließen, während der Reiz durch örtliche Rezeptoren fließt.

75

5 Gleichgewicht, Atem und Energie

Versuchen Sie einmal bewußt, aufrechter zu stehen. Sie werden feststellen, daß Sie die Muskeln zwischen den Schulterblättern anspannen, um die Schultern nach hinten zu bringen. Gleichzeitig beugen Sie den Rücken nach hinten, um die Brust anzuheben. Wenn ihre übliche Haltung schon ziemlich aufrecht ist – Schultern hinten, Becken gerade – können Sie vielleicht bemerken, daß Bauch und Oberschenkelmuskulatur chronisch angespannt sind. Jedesmal, wenn wir also willentlich eine bessere Haltung einnehmen, ordnen wir nur einzelne Teile unserer Struktur neu, und haben damit immer nur vorübergehend Erfolg. Oder aber wir schaffen es tatsächlich aufrechter zu stehen, aber machen uns dadurch steifer und unbeweglicher.

Versuchen Sie nun, sich einmal völlig zu entspannen und zu fühlen, wie gut Ihnen das tut. Sobald Sie aber versuchen, sich so entspannt zu erheben, locker zu stehen oder zu laufen, sacken Sie zusammen oder fühlen sich noch schlaffer. Dies zeigt, daß wir die Muskeln nur soweit entspannen und strecken können, wie es das Bindegewebe zuläßt.

Manchmal versucht man, abwechselnd gerade zu stehen und sich dann völlig zu entspannen. Das in beiden Fällen verspürte Unbehagen verstärkt sich mit zunehmendem Alter. Unsere allgemeine Beweglichkeit nimmt ab, sobald sich das Gewebe verhärtet und verengt. Entsprechend fühlen wir uns auf der emotionalen und geistigen Ebene in einem endlosen Wechsel zwischen Begeisterung und Depression gefangen. Nehmen wir als Beispiel das Leben der Edith Piaf: Von einer Straßensängerin arbeitete sie sich hoch zum gefeierten Star. Ihr abwechslungsreiches Leben war begleitet von Ruhm und Mißerfolg, von Come-back und Zusammenbruch, von Liebe und Tod. Wenn uns ein Leben mit soviel

Höhen und Tiefen erschreckt oder zu anstrengend erscheint, bauen wir uns irgendwo in der Mitte eine gleichmäßige, sichere und nur halbbewußte Existenz auf.

Anstatt Körper und Geist zu blockieren, können wir aber ebensogut ein Gleichgewicht anstreben: fließend und stabil, auch wenn wir uns auf ein breites Spektrum von Erfahrungen einlassen. Der erste Schritt zu diesem Gleichgewicht besteht darin, die Spannung aufzulösen, die sich in den verengten Muskeln und in den blockierten Gefühlen und Gedanken angesammelt hat. Sobald wir beginnen uns zu öffnen, unser Inneres und unser Äußeres zu befreien, löst sich der alte Schutzpanzer – wir werden spontaner. Der zweite Schritt besteht aus der Entwicklung eines Integrations-Musters, das uns erlaubt, von einer Haltung oder Erfahrung zur nächsten zu gelangen, ohne dabei das Gefühl der Kontinuität zu verlieren. Dies ist die Aufgabe des zweiten Stadiums ganzheitlicher Körperarbeit – der achten, neunten und zehnten Sitzung.

Gleichgewicht – ein Energiekreislauf

Im Hier und Jetzt gibt es keine Schutzhülle und keinen Kern, sondern nur den Rhythmus unserer Energie, die – in einem stetigen Wechsel wie Ebbe und Flut – frei nach innen und außen strömen kann. Auf der physischen Ebene drückt sich dieser Rhythmus in der freien Bewegung des Körpers als einer funktionalen und integrierten Einheit aus: ein Schaukeln und Vibrieren, eine vertikale Welle, die zwischen Kopf und Füßen hin und her fließt. Auf der emotionalen Ebene entspricht diese Welle dem Verschmelzen der Gefühle. So mündet etwa Ärger, der innen und außen aufgelöst wird, in Freude, macht uns aufnahmebereiter, trauriger oder vielleicht sogar ängstlicher. Auf der kognitiven Ebene sind es die Gedanken und Einsichten, die sich in diesem Rhythmus immer wieder verändern, immer wieder den neuen Anforderungen der praktischen Erfahrungen anpassen.

Während einer Behandlung durch meine Freunde Blanca Rosa

Anorve (Leiterin des Institutes für Posturale Integration in Mexiko) und Dr. Rafael Estrada Villa (Psychiater, Leiter des Wilhelm-Reich-Institutes), fühlte ich eine große Traurigkeit in mir aufsteigen. Bislang hatte ich mir Tränen immer nur bis zu einem gewissen Grad gestattet. Diesmal jedoch schluchzte ich hemmungslos, und zu meiner großen Überraschung spürte ich, wie sich von der Brust eine zitternde und vibrierende Empfindung über meinen gesamten Körper ausdehnte. Und es war nicht nur Trauer: Es war auch Freude, Zustimmung, Liebe und Furcht. All das ging ineinander über, ohne dabei seinen eigenen Charakter zu verlieren. Ich merkte, wie sehr ich bislang Gefühle dazu mißbraucht hatte, um andere Gefühle auszulöschen. Ich merkte aber auch, wie sehr ich mich einem Gefühl hingeben konnte, ohne dabei alte Gefühle zu verleugnen.

Auf jeder Ebene der Persönlichkeit – im physischen, emotionalen und geistigen Bereich, innen und außen – entsteht unser Gefühl von Einheit, wenn eine Erfahrung der anderen folgen kann, ohne daß sie sich gegenseitig stören. Wenn wir versuchen, unsere Vergangenheit als Schutz gegen Schmerz zu konservieren, zersplittern und panzern wir uns. Die ganzheitliche Erfahrung unseres Selbst ist aber mehr als nur die Freiheit, sich jederzeit zu ändern. Sie ist auch ein dauerhafter Prozeß, der sich selbst am Leben hält. Energie baut sich auf und löst sich, dann fängt der Prozeß von neuem an. Gefühle entstehen, werden ausgedrückt und danach erneut ausgelöst. Gedanken entstehen, finden ihre Erfüllung, werden bestätigt oder verändert. Dieser energetische Kreislauf unterscheidet sich von kurzfristigen Veränderungen, ist etwas völlig anderes als etwa das Leben der Edith Piaf. Jede Erfahrung von Körper, Seele und Geist ist in sich selbst geschlossen und führt trotzdem ohne Unterbrechung zur nächsten. Körperliche Handlungen vollenden sich und führen zu neuen Mustern; Emotionen werden vollständig ausgelebt und tragen trotzdem zu neuen Gefühlen bei. Das Denken wird zu einem einheitlichen Ganzen. Es ist die Tatsache, vollständig zu sein, die uns die Energie und die Freiheit gibt, jede Erfahrung wie einen neuen »ungepanzerten« Anfang zu erleben. Während meiner

Arbeit mit Blanca Rosa und Rafael erkannte ich, daß ich jederzeit frei bin, mich ganz dem Aufbau und dem Verströmen meiner Energien hinzugeben.

Wir können diesen Kreislauf auch aus der Warte innerer und äußerer Erfahrungen betrachten. So können wir beschließen, unsere Energie zusammenzuziehen, sie nach innen zu holen, um sie dann später wieder herauszulassen. Nur wenn wir uns erlauben, Energie innen voll zu speichern, können wir sie auch voll nach außen strömen lassen. Dieser Kreislauf war klar und deutlich als Blanca und Rafael mich behandelten: Mit jedem »Schluchzer« zog ich mich nach innen und explodierte dann nach außen. Meine Bereitschaft, diesen Vorgang voll zu erleben, machte ihn möglich.

Ich habe beschrieben, wie Energie sich auf- und entlädt. Wir steigern unsere Energie stetig bis zu einem harmonischen Maximum. Danach entleeren wir uns, um Platz zu schaffen für die nächste Erfahrung. Dieser Vorgang ist vergleichbar mit Wilhelm Reichs Theorie des »Viertakts« des Erregungsablaufes: Spannung, Ladung, Entladung, Entspannung.[1] Genau wie Reich konnte ich feststellen, daß der freie Atem der Schlüssel zu diesem freien Energiefluß ist. Er ermöglicht, daß Auf- und Entladung im Gleichgewicht bleiben.

Ich werde zeigen, wie freies Atmen dazu beiträgt, daß sich der Panzer auflöst, wie es uns helfen kann, zu dieser kreisenden Energie zu finden. Vorher möchte ich jedoch noch an anderen Beispielen zeigen, wie Gleichgewicht als Folge eines energetischen Kreislaufs gesehen werden kann. Bisher habe ich nur von einzelnen Erfahrungen gesprochen; aber wir können auch unser ganzes Leben als einen Kreislauf ansehen: Man wird geboren, reift, stirbt und ein Teil lebt weiter. Viele von uns haben sich schon im vorgeburtlichen Leben gepanzert und behalten diese Rolle ihr Leben lang bei. Mußten wir hart arbeiten um geboren zu werden, werden wir vielleicht unser Leben lang harte Arbeiter sein. Hat man uns jedoch durch Kaiserschnitt ins Leben gehoben, neigen wir vielleicht dazu, alles mit uns machen zu lassen. Sind wir bereit – in einer Art Wiedergeburt – unsere unbewußte

Einstellung zur Geburt zu entdecken, lernen wir uns hinzugeben und zu erneuern, indem wir vergangene Erfahrungen akzeptieren und nutzen. Wir erzeugen einen ausgeglichenen, sich selbst erhaltenden Fluß in unserem Leben. Später werden wir noch sehen, daß Wiedergeburts-Erfahrungen den Integrations-Prozeß während intensiver Körperarbeit fördern können.

Auch die alte chinesische Erkenntnis vom zyklischen Gleichgewicht findet in der tiefen Körperarbeit Anwendung. Nach der taoistischen Vorstellung von den fünf Elementen (die auch der Akupunktur und der Akupressur zugrunde liegt) gibt es einen tiefen Chi-Kreislauf – einen Kreislauf der Lebensenergie. Er besteht aus Elementen, die den Jahreszeiten entsprechen: Wasser – Winter; Holz – Frühling; Feuer – Sommer; Erde – Spätsommer; Metall – Herbst. Ist unser Chi gesund, fließt es frei von einem Element zum anderen, genau wie eine Jahreszeit auf die andere folgt. Entwickeln wir jedoch etwa zuviel Feuer, zuviel Enthusiasmus, strapazieren wir einen Teil von uns zu Lasten des nächsten Elements, der Erde. Das Erdelement ermöglicht uns, zu reifen und die zirkulierende Chi-Energie aufzunehmen.

Noch eine Möglichkeit, Gleichgewicht als einen Kreislauf anzusehen: Im Gleichgewicht sein bedeutet, sich physiologisch und schwerkraftmäßig in Harmonie mit der Erde zu befinden. Die Lockerung verspannten Bindegewebes gibt, wie wir gesehen haben, den Muskeln die Freiheit, ihre Kontraktionen aufeinander abzustimmen. Dadurch befinden sich die wichtigsten Segmente des Körpers im Gleichgewicht, in der richtigen Linie. Dies ist jedoch kein statischer Zustand: Auch aufrecht stehend ist der Körper immer in Bewegung. Die aufrechte Haltung ist von Kopf bis Fuß eine stabile Folge von Kontraktionen und Gegenkontraktionen. Immer wenn wir unbedingt gerade stehen wollen, verstärken wir den Panzer, hindern wir das Bindegewebe, den zarten Kreislauf von Vibrationen weiterzugeben.

Atmung und Lockerung

Bevor wir uns der wichtigen Rolle zuwenden, die der Atem für das Gleichgewicht spielt, sollten wir betrachten, wie er den anfänglichen Prozeß des Loslassens und Lockerns unterstützt. Während der Therapeut das Bindegewebe lockert, behandelt er Verhaltensweisen, mit denen wir den Atem blockieren und kontrollieren. Wenn wir zuviel Luft holen – oder sogar nach Luft schnappen – bauen wir Energie auf, ohne sie voll zu verbrauchen. Andererseits zerlaufen wir buchstäblich, wenn wir die Luft übermäßig ausstoßen und dabei unser Bedürfnis einzuatmen unterdrücken – wir verbrauchen uns. Überall kann man Beispiele dafür sehen: den aggressiven, aktiven Mann mit dem aufgeblähten Brustkorb oder die passive, lustlose Frau mit eingefallener Brust und verkrampftem Zwerchfell.

Eine Möglichkeit, den Panzer aufzulösen, besteht darin, daß der Klient dieses energetische Ungleichgewicht noch übertreibt. Einen bereits übermäßig »aufgeblähten« Menschen fordere ich auf, noch tiefer und noch schneller einzuatmen. Dieser Aufbau von Energie muß zwangsläufig durch eine Entladung abschwellen. Einen ungenügend aufgeladenen Menschen ermutige ich dagegen, noch mehr auszuatmen, bis er, völlig erschöpft, automatisch einatmen muß und sich dabei neu auflädt. Meine Arbeit ist immer mit diesen Atem-Mustern koordiniert. Oft lasse ich den Klienten – bei provokativen, schnellen Massagen – stark ausatmen, um die Energie über den Punkt der Auflösung zu bringen. Dann arbeite ich mit langsamen Bewegungen und langsamen Atemzügen, während ich die Bindegewebslagen neu gestalte.

Juan, ein mexikanischer Clown, lachte so sehr über seine eigenen Witze, daß er jedesmal anfing zu husten und beinahe daran erstickte. Sobald ich nur versuchte ihn anzufassen, fing er an zu kichern und wegzurobben. In diesem Stadium war jede langsame Arbeit unmöglich. So verlangte ich von ihm, so schnell und so stark auszuatmen wie er nur konnte, während ich seinen Körper beharrlich stieß, packte, kniff und stach. Sein hysterisches Gelächter verwandelte sich in Wut und dann in

Erschöpfung. Zuletzt, als er anfing langsam und voll einzuatmen, konnte ich mit meinen Fingern die großen, dichten Bindegewebslagen des Brustkorbes erfassen.

Ein anderer Weg den Panzer aufzulösen besteht darin, die Aufmerksamkeit vom Atemzyklus weg zu den vernachläßigten Bereichen des Körpers hin zu lenken. Wenn ein Klient übertrieben ausatmet, sich also zu stark entlädt, helfe ich ihm, die Luft sanfter und langsamer herauszulassen. Dazu lasse ich ihn den Atem in einen bestimmten Körperteil bringen wie Brust, Bauch und Rücken. Ist dagegen die Einatmung zu stark, lenke ich die Aufmerksamkeit auf ein bewußteres Ausatmen, wobei ich den Klienten ermutige, die Luft übertrieben und geräuschvoll auszustoßen. In diesen Fällen bewege ich meine Hände langsam und dringe tief in den Körper ein. Ich konzentriere mich entweder auf das Ein- oder das Ausatmen.[2]

Atmung und Gleichgewicht

Allerdings ist es nicht damit getan, nur die Atemblocks und den Panzer zu durchbrechen und aufzulösen. Der Atemrhythmus (und die entsprechenden geistigen und emotionalen Strukturen) müssen auch ein stabiles Muster finden. Gemeint ist damit nicht ein statischer physischer Zustand oder eine unveränderliche Einstellung. Angestrebt wird vielmehr der dynamische, flexible Weg, auf dem wir die Einheit von Körper, Seele und Geist erlangen. Die Atmung arbeitet als ein Teil davon. Sie hilft uns, ein flexibles Gleichgewicht zu errichten, indem sie sich auf einem Niveau ständiger Auf- und Entladungen einpendelt, so daß die Energie stetig ist und sich selbst nährt.

Der geschlossene Kreislauf ist keineswegs nur eine Folge von Entladungen und Aufladungen. Er besteht auch nicht nur aus einer ungebrochenen, stetigen Kontraktion, der eine stetige Ausdehnung und eine neuerliche Kontraktion folgt. Ein freier Zyklus besteht aus vielen kleineren Zyklen, genau wie der erlösende

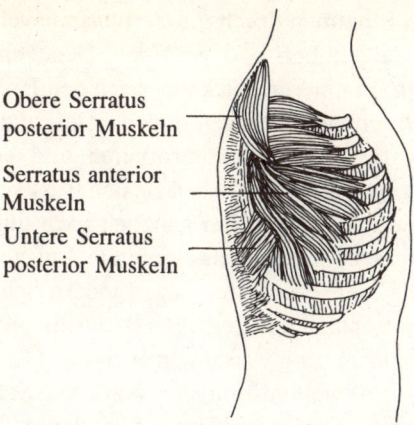

Obere Serratus
posterior Muskeln

Serratus anterior
Muskeln

Untere Serratus
posterior Muskeln

Abb. 14
Die Bewegung des Brustkorbes während spontaner Atmung ist ein Zusammenspiel gegensätzlicher, agonistischer und antagonistischer Muskelgruppen. Die Serratus posterior Muskeln im oberen Rücken und die Serratus anterior Muskeln entlang beider Körperseiten heben und öffnen den Rippenkasten beim Einatmen. Die kleineren Serratus posterior Muskelgruppen im unteren Rückenbereich arbeiten in entgegengesetzter Richtung: Beim Ausatmen ziehen sie die Rippen nach unten und nach innen.

Orgasmus sich aus einer Serie kleinerer Höhepunkte zusammensetzt. Dasselbe gilt für den Rhythmus der freien spontanen Atmung.

Sobald ich mich hingebe und meiner Atmung freien Lauf lasse, ist ihr Rhythmus mehr als ein Ein- und Ausatmen. Wenn ich einatme, zittert der ganze Brustkorb. Der Atemapparat kann sogar vorübergehend langsamer werden. Ich kann die einströmende Luft durch einen subtilen Gegendruck stoppen und danach weiteratmen bis ich wieder pausiere. Mein Einatmen besteht dann aus vielen kleinen einatmenden Zügen, die unterbrochen werden von einigen kleinen, dem Ausatmen ähnlichen Bewegungen. Das Ausatmen ist genau das Gegenteil: Ausatmen und partielles momentanes Einatmen.

Diese Tätigkeit entspricht dem Zusammenspiel agonistischer und antagonistischer Muskelgruppen. So wird zum Beispiel der

Brustkorb beim Einatmen durch die Serratusmuskeln im oberen Rückenbereich angehoben und geöffnet. Dagegen ziehen die Serratusmuskeln im unteren Rückenbereich den Brustkorb beim Ausatmen nach unten und nach innen. Durch den Wechsel gegensätzlicher Bewegungen kontrollieren und befreien sich diese Muskeln gegenseitig. So heben sie den Brustkorb entweder völlig nach oben oder ziehen ihn gänzlich nach unten.

Nicht jeder Atemzug bewegt das gesamte Luftvolumen. Das Volumen und die Tiefe eines Atemzuges ändern sich mit unseren physischen, emotionalen und geistigen Bedürfnissen. Das Einatmen kann mittendrin zum Ausatmen werden. Die Gesamtwirkung ist dann ein wellenförmiges spontanes Schaukeln des Rumpfes, das sich im ganzen Körper fortpflanzt.

Diese Spontaneität und Flexibilität des Atems ermöglicht uns, vollkommen zu sein: Ein Atemzug, der jederzeit anhalten oder sich ändern kann, ist auch frei, sich unter den richtigen Bedingungen voll zu entfalten oder zusammenzuziehen. So entsteht ein voller oder leerer Atemzug. Wenn wir bewußt versuchen, voll zu atmen, entsteht Spannung. Diese wiederum verhindert das flexible Strömen von Energie, das nötig ist, um den Kreislauf der Atmung zu schließen.

Die Fähigkeit, in jedem körperlichen, emotionalen und geistigen Aspekt flexibel zu bleiben, erfordert stetige und gleichmäßige Auf- und Entladung. Diese beiden Vorgänge gleichen sich jedoch immer an. Während ich im anfänglichen Lockerungsstadium der Behandlung zu starkes oder zu schwaches Atmen des Klienten noch verstärke, helfe ich ihm während der Integrationsphase, mit seinen Möglichkeiten, flexibel und gleichmäßig zu atmen, zu experimentieren. Ich ermutige ihn mit dem Aufladen über die Atmung zu spielen: Er soll abwechselnd schnell und langsam, flach und tief, lebhaft oder ruhig atmen. Der Therapeut muß so sehr auf das Individuum eingehen, daß sich sein eigener Körper und sein eigener Atemrhythmus auf die des anderen einstimmen. Die kleinste Änderung der Atmung beim Klienten wird so fühlbar. Oft führe ich meine Klienten durch ganze Phasen von Auf- und Entladung: Ein einziger aufladender Atemzug wird

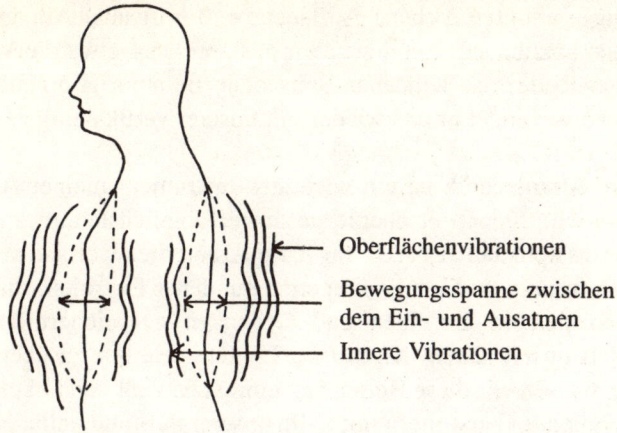

Oberflächenvibrationen

Bewegungsspanne zwischen
dem Ein- und Ausatmen

Innere Vibrationen

Abb. 15

Die Atmung ist ein Teil von Leib und Seele. Spontane Atmung ist volles und freies Atmen. Sie hilft uns, ein flexibles Zentrum zu errichten, in dem unsere Energie, das Niveau unserer Ent- und Aufladung gleichmäßig bleibt und sich selbst nährt. Beim Einatmen läuft die Bewegung durch den gesamten Rippenkasten. Wir vermögen dann sogar die einfließende Luft momentan mit subtilem Gegendruck zu verlangsamen oder anzuhalten. Danach können wir bis zur nächsten Pause wieder einatmen. Auch beim Ausatmen kann es diese momentanen, spontanen Unterbrechungen geben. Die Gesamtwirkung des Atems ist eine Welle, eine innere und äußere Vibration, die den Rumpf sanft schaukelt und sich durch den ganzen Menschen verteilt.

dann zu einer Serie von Atemzügen wachsender Intensität, die auch auf ihrem Höhepunkt niemals exzessiv wird, da sie immer durch Entladung ausgeglichen wird. Ich helfe dem Klienten von diesem Höhepunkt durch eine Serie ausatmender Atemzüge herabzusteigen, bis Auf- und Entladung auf einem tieferen Niveau zusammentreffen.

Ein zur Zeit sehr beliebter und erfolgreicher Weg, um eine hohe aber auch gleichmäßige und ausgeglichene Auf- und Entladung zu erlangen, wird vom Vater des »Rebirthing«, Leonard Orr, »verbundene Atmung« (connected breath) genannt.[3] Die Technik besteht aus einer kurzen, schnellen Nasenatmung, gefolgt von einigen langsamen, entspannten Atemzügen. Dieser gleichmäßige, ununterbrochene Aufladeprozeß hilft uns, Alltagshaltungen abzubauen, mit denen wir uns abtöten – etwa die Vater-Mutter-Rolle, das Kindchen-Spiel oder die autoritäre Haltung. Und so verbindet er uns wieder mit unserer vertikalen geistigen Energie.

Diese Atemtechnik ist ein wichtiges Instrument meiner Arbeit geworden. Jedoch erscheint sie am erfolgreichsten, wenn sie nicht als spiritueller Ersatz für harte Arbeit dient, als Ersatz für die Befreiung und Integration erdgebundener Energien, die wir im Körper, in Gefühlen und Gedanken gespeichert haben. Anstatt unsere Eltern-Kind- oder Lehrerspiele nur zu überwinden, müssen wir diese Rollen erst einmal bewußt verstärken, sie annehmen und erweitern mit Hilfe unserer auf- und entladenden Atmung. Wenn wir versuchen, sie zu transzendieren ohne sie vorher voll akzeptiert zu haben, verfangen wir uns möglicherweise nur in einer neuen Rolle, der des spirituell Suchenden.

Hier ein Beispiel, wie verbundene Atmung und Rebirthing die Körperarbeit bereichern können:

Kenny wollte die Abneigung gegen seine Mutter auflösen. Während ich sein Becken und seinen Halsbereich lockerte, empfand er immer wieder Übelkeit. Er stellte sich vor, wie er seine Genitalien vor seiner Mutter zur Schau stellte. Darauf beschlossen wir, die siebte Sitzung, die sich auf den Kopf konzentriert, im »hot tub« (einem warmen japanischen Bad, wie es beim Rebirthing benutzt wird) abzuhalten. Ich bereitete ihn auf die Behandlung vor, indem ich ihn in Embryohaltung im warmen Wasser treiben ließ. Wir benützten einen Schnorchel, um die Atmung zu erleichtern. Als er begann, nach Luft zu schnappen und zu hyperventilieren, behandelte ich seinen Zungenansatz mit meinen Fingerspitzen und ermutigte ihn, seinen Ekel nicht zu unterdrücken, sondern als einen natürlichen Teil seiner selbst anzunehmen. Plötzlich durchlebte er erneut das Gefühl, von seiner überfürsorglichen Mutter erdrückt zu werden – im Mutterleib, während der Geburt und während der Stillzeit. Seine Atmung wurde voll und ruhig. Während wir nun sanfte auf- und entladene Atemmuster anwandten, mit der verbundenen Atmung arbeiteten, entdeckte er neben seinem Ekel auch seine tiefe Liebe. Er konnte Nein zur Mutter sagen und sie gleichzeitig akzeptieren.

Wenn wir den Atem benützen, um Integration und Gleichgewicht zu erlangen, verbinden wir die verschiedenen Teile des Körpers.

Wir geben uns den wellenförmigen Bewegungen hin, die immer wieder zwischen Füßen, Beinen, Becken, Rumpf, Armen und Kopf hin und her fließen. Während ich die Klienten zu variablen und stetigen Atemzügen ermutige, stelle ich mit den Händen wieder eine Verbindung zwischen den Bindegewebslagen her. Wenn zum Beispiel der Atem freier zwischen Brust und Zwerchfell fließt, wenn er tiefer in den Bauch und bis zu den Beinen vordringt, sind die Bindegewebslagen zwischen Becken und Brustkorb bereit, sich zu dehnen und zu vibrieren. Dadurch entsteht eine schaukelnde und vibrierende Welle zwischen jedem Atemzug.

Diese spontane Bewegung der Atmung und des Körpers wird natürlich auch von einer Bewegung der Gefühle und Gedanken begleitet. Auch sie bauen sich auf, ändern ihre Richtung, unterstützen, dehnen und befruchten sich.

Juan hatte die achte Sitzung hinter sich. Sein Körper war weicher geworden und ich fühlte, daß er bereit war, seinen stark aufgeladenen Oberkörper mit den weniger bewußten unteren Körperbereichen zu verbinden. Ich forderte ihn auf, sich seinen gesamten Körper vorzustellen und dabei entspannt, flach und schnell zu atmen. Langsam drang ich tief in den Rektus-Muskel auf der Vorderseite seines Oberschenkels ein. Zur selben Zeit drückte ich die andere Hand stetig unter den Zwerchfellbogen. Er fühlte eine Hitzewelle diagonal zwischen meinen Händen laufen. Er berichtete, daß sein Vater ihn stets wegen seines Hinkens verspottet hatte. Sein Lachen war ein Versuch, die Scham- und Ärgergefühle zu vertuschen, die er mit dem unteren Teil seines Körpers verband. Ich hieß ihn, sich zu entspannen und behandelte weiterhin Rumpf und Beine. Er blieb bei einer leichten flexiblen Atmung und ließ die Gefühle, die er für seinen Vater empfand, wie Wellen durch seinen ganzen Körper strömen.

Die Arbeit mit dem Atem, mit Rebirthing, physischer Beweglichkeit und emotionaler Ausdrucksfähigkeit trägt zu einem ausgeglichenen zarten Energiefluß bei. An diesem Punkt der Behandlung sind wieder die chinesischen Techniken zur Harmonisierung der Energie durch die fünf Elemente (Wasser, Holz, Feuer, Erde und Metall) sehr nützlich. Die Überbetonung eines dieser Elemente verhindert, daß das nachfolgende Element genügend Energie erhält. Ich entdeckte, daß Juan sein Feuerelement so sehr aufbaute, daß er dem nächsten Element, der Erde, das heißt der Empfänglichkeit, die nötige Energie raubte. Während ich mit seiner Atmung und seinem Körper arbeitete, behandelte ich verschiedene Punkte, um seine Erd-Energie zu verstärken, um seinen übermäßigen Schwung und sein Lachen in eine reife Empfänglichkeit zu verwandeln.

Nun, da wir uns mit dem zyklischen Charakter des Gleichgewichts beschäftigt haben und erkannt haben, daß man Atmung benützen kann um Atmung zu erzeugen, wollen wir die nötigen Schritte zur Erreichung dieses Gleichgewichts betrachten.

6 Die Integration des Selbst

Im ersten Stadium der Posturalen Integration wird der größte Teil des Körper-Panzers aufgelöst. Das nimmt möglicherweise mehr als das Minimum von sieben Sitzungen in Anspruch. Trotzdem tritt irgendwann ein eindeutiges und bemerkenswertes Phänomen auf: Das Körpergewebe wird sichtbar weicher, dichter, widerstandsfähiger und auch geschmeidiger. Dies fühlt man sowohl an der Körperoberfläche als auch an den äußeren Muskeln. Sogar das Gewebe, das die inneren Muskeln umgibt, wird greifbar und reagiert schneller. Mit dieser Auflösung verändern sich auch die Körperproportionen. Ausladende Hüften werden schmaler, der eingefallene Brustkorb dehnt sich, der Rumpf verlängert sich, das Gesicht entspannt sich, das Gesäß wird fülliger und runder. In manchen Fällen nimmt die Körpergröße bis zu fünf Zentimeter zu, der Brustumfang bis zu siebeneinhalb Zentimeter. Gleichzeitig werden aber auch die Gedanken und Gefühle flexibler: Schreien, weinen, lachen, singen oder stöhnen fällt leichter, die Gedanken überschreiten ihre früheren Grenzen.

Ein Problem allerdings bleibt: Der Klient fühlt sich jetzt zwar beweglicher, lebendiger, seine Haltung und sein Benehmen sind jedoch manchmal noch konfus. Die einzelnen Segmente des Körpers haben mehr Spielraum; doch obwohl Becken, Kopf, Rumpf, Arme und Beine sich leichter drehen und hin und her schaukeln lassen, sind sie noch nicht völlig miteinander koordiniert. Im emotionalen und geistigen Bereich ist der Klient unsicher, was er mit seiner neuen Freiheit anfangen soll. Das frühere Zentrum hat sich aufgelöst und ein neues wurde noch nicht gefunden. Bei der Arbeit zur Erlangung eines neuen Gleichgewichts, das unsere Energie möglichst ungehindert und voll strömen läßt, betrachten wir zunächst die Einheit von Körper, Seele und Geist in ihren einzelnen Aspekten. Diese Teile müssen jedoch zueinander finden und harmonisch miteinander arbeiten. Während der achten, neunten und zehnten Sitzung hilft der Therapeut, das Zusammenspiel der verschiedenen Aspekte zu verbessern und zu erhalten – oben–unten, vorne–hinten, rechts–links. Dabei ist es wichtig, Grob- und Feinenergie, die Arbeit an den »groben« Grundstrukturen von der energetischen Feinabstimmung innerhalb dieser Strukturen zu unterscheiden. In der Integrations-Phase können wir eine ganze Anzahl verschiedener Methoden der Feinabstimmung anwenden, um die Atmung zu stabilisieren, die Energie zu verteilen, die Körperbewegungen zu harmonisieren und bewußter zu machen, den Emotionen und Gedanken eine neue Richtung zu geben.

Oben – Unten

Die beiden waagrechten Hälften des Körpers sind oft sehr verschieden. Die obere Hälfte ist ausgedehnt und gut entwickelt, die untere Hälfte ist kleiner und weniger entwickelt. Natürlich gibt es auch das Gegenteil: Die obere Körperhälfte ist dünn, klein, ja sogar eingefallen, die untere Hälfte dagegen breit, fleischig und stark. Dieser Kontrast ist nicht nur ein physisches Phänomen, der gesamte Charakter ist davon betroffen.[1] Wenn wir eine unserer Hälften benützen, um die andere und auch andere Menschen zu manipulieren, entwickeln wir dies Oben-Unten-Mißverhältnis. Ist die obere Hälfte überentwickelt, sind wir vielleicht manipulativ und nicht genügend geerdet. Ist dagegen die untere Hälfte stärker entwickelt, sind wir vielleicht verführerisch aber unsicher.

Zu Beginn des Integrationsstadiums sind die beiden Körperhälften schon vom Panzer befreit, müssen aber noch koordiniert werden. Während der Therapeut mit einer Hälfte arbeitet, muß er gleichzeitig Beweglichkeit, Energie und Bewußtheit in der anderen Hälfte ermutigen. Man kann den Körper mit einer noch geschlossenen Blume vergleichen. Nach dem ersten Stadium

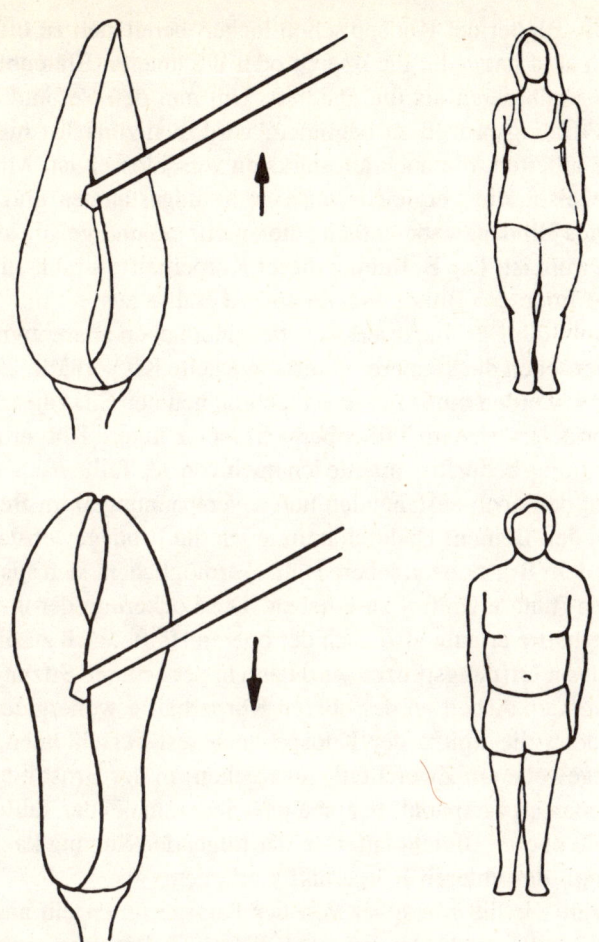

Abb. 16

Wenn der Prozeß intensiver Körperarbeit das Integrationsstadium erreicht –
die achte, neunte und zehnte Sitzung – kann man den Körper mit einer
Blütenknospe vergleichen, deren Blätter bereit sind, sich von der Mitte her
zu öffnen. Ist die Spitze noch relativ geschlossen, so werden die Blätter in
der achten Sitzung nach oben hin geöffnet. Ist der untere Teil noch
verschlossen, so wird zuerst die untere Hälfte geöffnet. In der neunten
Sitzung wird die Eröffnung der Blüte dann vervollkommnet. Die zehnte
Sitzung ist der Neuordnung der Blütenblätter gewidmet.

sind die Blätter der Knospe schon locker, bereit sich zu öffnen. Jedoch sind entweder die oberen oder die unteren Blütenblätter fester geschlossen als die anderen. Um nun den Verbindungs- oder Öffnungsprozeß zu beginnen, wird man zunächst mit der Hälfte arbeiten, die noch am stärksten verschlossen ist. Mit der Hälfte also, die vergleichsweise mehr ungestaltetes und ver- spanntes Bindegewebe enthält, die emotional und geistig weni- ger bewußt ist. Die Befreiung dieser Körperhälfte strahlt auf das andere Ende der Blüte, auf die andere Hälfte aus.

Die Abbildung 16 illustriert, wie bei einem oben überentwickel- ten Menschen die kleinere, unterentwickelte Körperhälfte zuerst geöffnet werden muß. In der achten und neunten Sitzung arbeite ich normalerweise im Taillenbereich. Ist die untere Körperhälfte behandlungsbedürftig, arbeite ich mich von der Taille nach unten vor, zu den noch bestehenden tiefen Verspannungen im Becken und in den Beinen. Dadurch befreie ich die Bindegewebslagen, die es dem Brustkasten (obere Hälfte) ermöglichen, sich aus dem Becken (untere Hälfte) zu erheben. Die Lockerung der unteren Körperhälfte erlaubt also auch der oberen Hälfte, sich zu öffnen und dieser Öffnungsprozeß wird dann in der neunten Sitzung mit der direkten Arbeit an der oberen Körperhälfte weitergeführt.

Ist jedoch die Spitze der Knospe noch fest verschlossen, das Bindegewebe am Zwerchfell, im Rücken, in der Brust oder im Nacken noch verspannt, beginne ich wiederum bei der Taille und löse die oberen Blütenblätter. In der folgenden Sitzung kann ich dann mit der unteren Körperhälfte arbeiten.

Ersetzen wir die Metapher von der Knospe durch ein anderes Bild: Der Rippenkasten schwebt wie ein Fallschirm, während Becken und Beine unten baumeln. In der Abbildung 17 können Sie erkennen, wie der Brustkorb durch die weitläufige Verteilung des Körpergewichts und die Spannung im oberen Körperbereich angehoben wird. Dies geschieht, wenn das Bindegewebsnetz gleichmäßig um die Rippen verteilt ist und die Rippen und die Wirbelsäule so entlastet werden. Die gleichmäßige Ausdehnung des oberen Körperbereichs begünstigt die Flexibilität der Atmung, die Beweglichkeit von Bauch, Hüften, Kreuzbein und

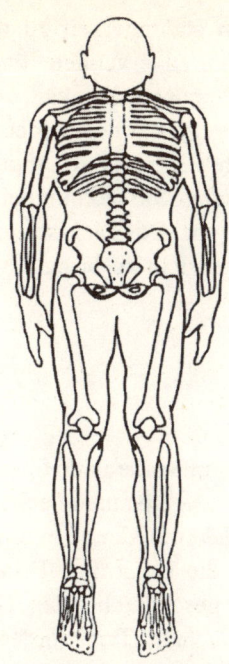

Abb. 17
Ein freier Rippenkasten schwebt wie ein Fallschirm, Becken und Beine baumeln leicht unter ihm. Das Körpergewicht ist gleichmäßig verteilt und wird hauptsächlich vom Netz des Bindegewebes getragen. Es drückt nicht mehr auf Wirbelsäule, Schambein und die Knochen der Beine.

Beinen. Dabei ist wichtig, sich klarzumachen, daß nicht das Knochenskelett, sondern das Bindegewebe die Hauptstütze des Körpers darstellt. Ist das Bindegewebe frei und gut gestaltet, trägt es problemlos das Körpergewicht und die Gelenkknochen können sich leicht und präzise miteinander bewegen.

Sobald die Bindegewebslagen zwischen beiden Körperhälften beginnen sich zu verbinden, öffnet man sich auch für ein ganzheitlicheres Fühlen und Denken. Man kann sich nun sagen: »Ich dehne mich oben aus und kann mich trotzdem unten tragen«. Oder: »Ich habe Wurzeln und kann trotzdem schweben«. Sind wir wirklich ganzheitlich, mißbrauchen wir nicht länger einen

Teil von uns, um den anderen Teil zu manipulieren oder zu ersetzen. Wir beginnen zu erkennen, daß wir unsere beiden Seiten ohne Rivalität benützen können.

Nun, da die Blütenblätter der Knospe (der Körper des Klienten) bereit sind, sich auf ihrer gesamten Länge zu öffnen, kann die zehnte Sitzung stattfinden. Sie beginnt bei den Füßen und rückt selektiv bis zum Kopf vor. Das Ziel ist, vorne und hinten, links und rechts ins Gleichgewicht zu bringen.

Vorne – Hinten

Wir teilen uns auch in ein Vorne und Hinten. Wir krümmen uns, beugen uns nach vorne, verspannen den Bauch, schützen Herz, Eingeweide und Genitalien. Oder aber, wir ziehen die Schultern nach hinten, strecken die Brust dem Feind entgegen, während Rücken und Gesäß gut geschützt bleiben. Fühlen Sie einmal, wie wenig bewußt, ja sogar taub, Ihre Vorder- oder Ihre Rückseite ist. Wir setzen uns in Räumen entweder nach vorne oder nach hinten; wir stürzen Kopf voran in ein Vorhaben oder halten uns zurück; wir schlafen in Embryohaltung oder wie ein Gekreuzigter. Gewohnheiten und eingeschliffene Haltungen mögen zwar bequem sein – sie sind immer Manipulationen unseres Selbst.

Ich habe schon geschrieben, daß die Vorne-Hinten-Integration (und die von Rechts und Links) selektiv angegangen wird. Es ist überaus wichtig, bei der Verlagerung tiefer Gewebeschichten vorsichtig und gründlich die Bindegewebsanordnung rund um und zwischen den verspannten Muskelgruppen zu behandeln. Behutsamkeit ist notwendig, um nicht zu sehr mit dem tiefen Gewebe schwächerer und gegensätzlicher Muskeln zu arbeiten. Betrachten wir zum Beispiel einen nach vorne gebeugten Menschen: Bei ihm sind die Beugemuskeln im Bauch und im vorderen Schulterbereich, die ihm oder ihr diese geschützte Haltung ermöglichen, sehr entwickelt und sollen nun in die Länge gedehnt werden. Die Streckmuskeln des Rückens sind dagegen schlaff und müssen gestärkt werden – nicht durch intensive Behandlung, sondern durch sanfte Führung. Der Mensch, der stets nach vorne stürmt, braucht ebenfalls intensive Behandlung, um von den Verspannungen im Rücken befreit zu werden, während der vordere, offene Teil seines Körpers nur eine sanfte Einstellung braucht. Wir werden noch sehen, wie die Feinabstimmungstechniken dazu beitragen können, schwache Strukturen zu erwecken.

Wenn man an der Verbindung von Vorne–Hinten, Oben–Unten, Rechts–Links, arbeitet, wird man möglicherweise feststellen, daß der eine oder andere Teil schon im Gleichgewicht ist. Aber das trifft niemals für den ganzen Körper zu. Befassen wir uns wieder mit der Vorne-Hinten-Verbindung: Wenn ein Mensch sich nach vorne beugt, um einem anderen zu helfen, überdehnt er seinen Rücken. Seine rückwärtigen oberen Muskeln sind verspannt. Im unteren Körperbereich, in den Schenkeln, sind die Muskeln der Vorderseite überspannt. Ein Teil des Körpers, der obere, zieht den Menschen weg von demjenigen, dem geholfen wird; der andere, der untere, bewegt sich zu ihm. Selektiv mit dem Klienten zu arbeiten, heißt dann nicht einfach, die vordere oder hintere Seite des Körpers zu behandeln, sondern sich nach den speziellen Bedürfnissen und Mustern des Individuums zu richten.

Wenn Vorne und Hinten anfangen, als Einheit zu funktionieren, können wir behaupten, daß unser Bewußtsein überall in uns ist, daß unsere Energie in alle Richtungen strömt. Wir können sagen: »Ich bin vorne offen, ohne mich hinten zu verschließen.« Oder: »Ich erlaube der Welt, mich von hinten zu sehen, während ich ihr vorne begegne.«

Wenn ich weiß, daß mein Gleichgewicht von der Bereitschaft abhängt, jede Seite meiner Erfahrung anzunehmen, kann ich mir auch erlauben, mich auf die Vorderseite meiner Person zu konzentrieren. Ich weiß, daß ich mich – während meine Energie in einem stetigen Kreislauf fließt und sich wandelt – jederzeit auch wieder auf meine Rückseite konzentrieren kann.

Rechts – Links

Wenn wir die Kontrollfunktion der Großhirnrinde über beide Körper- und Persönlichkeitsseiten betrachten, stellen wir fest, daß die linke Hemisphäre dominiert. Sie steuert die rechte Seite des Körpers und so wichtige Funktionen wie Rechnen und Sprechen. Die meist nicht so ausgeprägte rechte Gehirnseite steuert die linke Körperhälfte, mit so wichtigen Funktionen wie der Fähigkeit, ganzheitlich zu sehen, metaphysische Verbindungen herzustellen oder musikalische Modelle zu erstellen. Meine Erfahrung hat mich gelehrt, daß unser nach außen gerichtetes und zielorientiertes Verhalten von der analytischen linken Hemisphäre beherrscht wird, während das innere, gestaltende Verhalten mehr mit den intuitiven Funktionen der rechten Hemisphäre zu tun hat.[2]

Die Mehrzahl aller Menschen sind Rechtshänder, und so verwundert es nicht, daß die rechte Körperhälfte meist stärker und größer ist als die linke. Dies ist ein Ausdruck für äußerliche Stärke und Aufnahmefähigkeit. Bei Rechtshändern werden die inneren Muskeln der rechten Seite von den äußeren überwältigt. Obwohl die linke Hälfte äußerlich oft schwächer ist, sind hier die inneren Muskeln besser entwickelt. Dies ist umso überraschender, als die Bewegungen mit der linken Seite ja oft ungeschickt erscheinen. Die Plumpheit resultiert aus dem Versuch, Bewegungen durch die schwachen äußeren Muskeln der linken Seite einzuleiten. Dagegen können wir unsere inneren linken Muskeln sehr anmutig benützen, um die Bewegungen der rechten Seite auszugleichen. Wenn wir mit dem rechten Arm einen Ball werfen oder einen Tennisschläger schwingen, trägt auch die linke Seite zum Gleichgewicht bei.

Bei Linkshändern sind normalerweise beidseitig die inneren Muskeln besser ausgebildet. Dadurch sind diese Menschen Rechtshändern bei der Einleitung von Bewegungen und beim Aufrechterhalten von Stabilität überlegen. Haben sie jedoch die Beidhändigkeit nicht entwickeln können, fehlt ihnen meistens der bejahende Charakter des Rechtshänders.

Ich spreche hier nicht nur von physischen Bewegungen. Der Rechtshänder ist meist kämpferisch und zielbewußt. Linkshänder sind eher verinnerlicht und künstlerisch. Bei Rechtshändern beobachte ich häufig, daß sie nach den ersten Sitzungen unsicher in ihren üblichen Gewohnheiten und Bewegungen werden. Sie stolpern und verlieren die Richtung, weil unter ihrer gut entwickkelten linken Seite meist wenig Stabilität ist. Linkshänder dagegen verlieren kaum ihre innere Stabilität, wenn sich der Panzer auflöst. Sie beginnen eher damit, neue, aggressive Seiten ihrer Persönlichkeit zu zeigen.

In beiden Fällen zeigt sich eine Konfrontation zwischen der aktiven und der empfänglichen, zwischen der männlichen und der weiblichen Seite in uns. Für die Integration dieser zwei Aspekte der Persönlichkeit ist nach meiner Erfahrung eine doppelseitige Annäherung äußerst wirksam. Ich behandle beide Seiten des Körpers (Geistes) entweder gleichzeitig oder im Wechsel, benütze jedoch verschiedene, sich ergänzende Techniken. Wir sind oft blockiert, wir lassen unsere Energie oft nur in eine Richtung strömen, ohne die anderen Richtungen zu beachten, weil wir nicht sehen, daß rechts und links, aktiv und passiv, maskulin und feminin harmonisch zusammenwirken können.

Wenn ich rechtsbetonte Menschen behandle, drücke ich eine Hand oft tief in die rechte Seite, um dort verspannte und passive Muskeln zu befreien und zu aktivieren. Die andere Hand arbeitet zur gleichen Zeit mit den äußeren Strukturen der linken Seite. Die kreuzweise Arbeit und die Koordination von innen und außen hilft dem rechtsbetonten Menschen, sich dort mit Energie zu versorgen, wo er Gefühle und Bewußtsein vernachläßigt hat.

Denise, eine begeisterte Fechterin, trainierte dreimal wöchentlich in ihrem Sportclub in Montreal. Während der ersten sieben Sitzungen konzentrierte ich mich auf die Lockerung der enorm überentwickelten äußeren Muskulatur im rechten Oberschenkel und in der rechten Hälfte ihres Unterleibs und der Taille. In der achten und neunten Sitzung half ich ihr, ihre schwerfällige untere Seite mit dem weniger entwickelten Oberkörper zu verbinden. Plötzlich spürte ich in der achten Sitzung, daß es nötig war, auch mit ihrer schwächeren linken Seite zu arbeiten. Ich veranlaßte sie, ihre normale Fechthaltung umzukehren, so daß sie mit der linken Seite einen Ausfall nach vorne machen konnte. Dabei knetete ich mit den Fingern einer Hand den Ansatz des linken Psoas auf dem inneren Oberschenkel. Mit den Fingern der anderen Hand behandelte ich den Ansatz des rechten Rectus femoris, vorne auf dem anderen Oberschenkel. Sie fühlte sich schwach und unsicher in ihren Bewegungen. Aber sie erkannte plötzlich, wie viele Gefühle und wieviel Aufmerksamkeit sie gewöhnlich in ihre äußere Verteidigung und ihre offensiven Manöver investierte. Sie erkannte, daß sie den Kontakt mit jener subtilen Energie verloren hatte, die nötig ist, um zwischen Passivität und Aktivität hin und her zu pendeln.

Bei linksbetonten Klienten ist mir wichtig, eine ganze Sitzung ausschließlich der vernachläßigten rechten Seite zu widmen. Ich ermutige den Klienten mit weiten, aktiven äußeren Bewegungen und Gefühlen zu experimentieren.

Charles wurde wegen der Geschicklichkeit seiner linken Hand »Chinesen-Charlie« genannt. Er war ein graziöser Tänzer, ein begabter Klavierspieler und ein hervorragender Koch. Aber er war schüchtern. Nur selten ließ er seine Freunde an seinen Begabungen teilhaben. Während der letzten integrierenden Sitzung behandelte ich die großen äußeren Muskeln seiner rechten Seite – Trizeps, Brustmuskel, Oberschenkel und Wade. Während ich diese Muskeln kniff und knetete, ermutigte ich ihn, seinen rechten Arm und sein rechtes Bein zu schwingen und mit ihnen nach mir zu schlagen. Zuerst war er verwirrt, begann aber bald diese aggressiven Bewegungen zu genießen.

Die doppelseitige Annäherung an die Integration bedeutet jedoch nicht nur die Behandlung einer vernachläßigten Seite, sondern sie hilft auch, Harmonie zwischen scheinbar widersprüchlichen Gegensätzen zu fühlen. Wenn man zum Beispiel gleichzeitig den Schmerz bei intensiver Körperarbeit und die Liebe des Therapeuten spürt, werden Anschauungen wie »wenn mir jemand wehtut, vergewaltigt er mich«, »wenn ich weine, gelte ich als unmännlich«, weggespült. Die doppelseitige Behandlung ist eine Möglichkeit, solchen Doppelbindungen zu entkommen. Sie erlaubt unseren Gefühlen und Gedanken ganzheitlicher zu werden.[3]

Die Feinabstimmung

Integration wurde bisher als ein Prozeß beschrieben, der es uns möglich macht, die Einheit und das Gleichgewicht unserer verschiedenen Seiten zu finden. Sie kann – ebenso wie die Auflösung des Panzers – Grob- oder Feinarbeit sein. Wenn ich daran arbeite, meine üblichen körperlichen, emotionalen und intellektuellen Haltungen zu ändern – etwa meinen krummen Rücken, meine hysterische Angst, meine schizoide Sucht, alles zu analysieren – konzentriere ich mich auf die »grobe« Energie. Hier habe ich mit großen Energie-Blocks, tief verwurzelten Angewohnheiten zu tun, die meine Lebens-Richtung bestimmen. Ich kann aber auch innerhalb der Grenzen meiner gewohnten Haltungen bleiben. Ich kann den Kreislauf schon vorhandener Muster verfeinern und verbessern ohne zu versuchen, meinen Rücken, meine Angst oder meine Analysiersucht zu ändern. In diesem Fall arbeite ich mit »feiner« Energie.

Die Befreiung vom Panzer ist meist grobe Arbeit. Sobald der Panzer verschwunden ist, verändern sich Körperform und die Qualität der Emotionen und Gedanken radikal. Aber auch schon in der Auflösungsphase ist Feinarbeit nötig. Wir brauchen Zeit und Raum, um die Veränderungen, die wir erfahren, in uns aufzunehmen, auch wenn diese Organisation jeweils nur von kurzer Dauer ist, bis noch mehr vom Panzer zusammenbricht. Wenn man so wesentliche Änderungen erfährt wie die Dehnung des Brustkorbes, die Streckung des Rumpfes, das Schmalerwerden der Hüften, die neue Flexibilität von Knien und Knöcheln, ist man oft desorientiert, emotional verwirrt und aus dem Gleichgewicht. Dann erscheint es mir hilfreich, Tempo und Zahl der Sitzungen zu verringern. Ich arbeite dann mehr mit der feinen Energie. Feinarbeit kann auch als Vorbereitung für Grobarbeit dienen. Während jeder Behandlung arbeite ich auch mit dem Bewegungsbewußtsein, mit Akupressurpunkten und ähnlichem, um dem Klienten zu helfen, seinem Panzer entgegenzutreten und seiner Auflösung zu folgen.

Der größte Teil der Arbeit in der Integrationsphase ist die

Feinabstimmung dessen, was während des ersten Stadiums geschah. Jedoch kann es auch noch während der Integrationsarbeit zu Veränderungen in der Grobstruktur kommen. Durch das Gefühl von Freiheit und Stärke, wenn wir allen Seiten – oben und unten, vorne und hinten, rechts und links – erlauben, zusammen zu funktionieren, werden unsere physischen Dimensionen radikal verändert. Wichtig ist also nicht nur Grobarbeit, sondern auch viel Feinabstimmung, um harmonische, dauerhafte Muster für zukünftige Veränderungen zu erstellen. Es ist oft nicht leicht zu entscheiden, wann mehr grobe oder mehr feine Arbeit nötig ist. Bei der Feinabstimmung kommt es vor allem darauf an, nicht unbedingt eine Änderung zu erzwingen. Wir folgen zwar einer allgemeinen Linie, haben jedoch keine spezifische Richtung oder kein spezifisches Ziel im Auge. Feine Änderungen geschehen in einem offenen spontanen Prozeß, den man bewußt, aufmerksam und meditativ erlebt, jedoch nicht manipulieren oder kontrollieren sollte. Ich habe vier Bereiche der Feinabstimmung gefunden, die besonders nützlich sind: Atemregulierung, Energieverteilung, Bewegungsbewußtsein und physiologische Neuorientierung.

Wir haben schon gesehen, wie integrierend die Atmung sein kann, wenn sie dem freien Kreislauf von Aufladung, Entladung und Wiederladung folgen kann. Bei dem Bemühen, diesen Atemkreislauf herzustellen, hilft der Therapeut dem Klienten über verschiedene Atemmuster – schnell, langsam, gleichmäßig, ungleichmäßig – in eine meditative Haltung zu kommen. Wenn wir den Atem beobachten, können wir immer zu dem Punkt zurückkehren, an dem sich unser Atemrhythmus genau nach unseren Bedürfnissen richtet, ohne daß wir ihn kontrollieren. Wir können hastig atmen, aber immer zu einem ruhigeren Rhythmus zurückkehren. Wir können den Atem auch spielerisch mit der Aktivität unserer äußeren Muskeln ausweiten und ihn ganz ruhig mit inneren Bewegungen zusammenziehen. Wenn wir uns diesen Rhythmus von Ausweiten und Zusammenziehen bewußt machen, können wir uns auf ihn einschwingen.

Ich habe schon erwähnt, wie Akupressur uns ins Gleichgewicht bringen kann, wenn sie den Kreislauf der fünf Elemente benützt. Feinabstimmung der fünf Elemente hilft dem Menschen nicht so sehr neue Energie zu finden oder übermäßige Energie abzubauen, sondern die Energie subtil über Wasser, Holz, Feuer, Erde und Metall zu verteilen. Diesen Energiefluß durch Akupressur zu regulieren, setzt Feinfühligkeit und Bewußtheit voraus. Nehmen wir zum Beispiel überstarke Angst. Mit Hilfe verschiedener Punkte kann ich die aufgestaute Wasserenergie (Angst) in Holzenergie (Ärger) umwandeln. Dieser Prozeß ist schon in mir angelegt, ich muß der Energie nur erlauben, ihrem natürlichen Strom zu folgen.

Die verschiedenen Techniken, uns unsere Bewegungen bewußt zu machen – Alexander-Technik, Feldenkrais-Methode und Aston Patterning – unterstützen eine meditative, aufmerksame und nicht kontrollierende Haltung. Die Alexander-Technik benützt leere Bilder, ähnlich denen im Zen, die man zwar im Geiste wiederholt, aber nicht ausführt. »Halte den Hals frei, um den Kopf nach vorne und nach oben zu bringen, der Rücken streckt und verlängert sich.« Dies ist ein Beispiel für ein solches inneres Bild, das uns führen kann, sich jedoch keineswegs an den üblichen Zielen orientiert, die sich uns im Laufe der Jahre eingefleischt haben. Die Feldenkrais-Therapie ermöglicht den verschiedenen Körperteilen miteinander – ohne Befehle und Anweisungen – zu kommunizieren. Wenn ich eine Körperseite strecke und erforsche, kommuniziere ich auch mit der anderen, sofern das Kontrollbewußtsein nicht dazwischenfunkt. Wenn der rechte Arm sich leichter bewegt, erkennt es der linke und reagiert ebenfalls freier. Im Aston Patterning werden wir angeregt, einfache Formen symmetrischer Bewegung zu finden, mit denen wir experimentieren können, indem wir unseren gesamten Körper koordinieren.

Vielleicht sind diese Methoden des Bewegungsbewußtseins deshalb so wirksam, weil sie dem Nervensystem die Möglichkeit geben, sich neu zu orientieren. Wie schon erwähnt, haben frühere schmerzhafte Erfahrungen die Pforten an verschiedenen Stellen des Nervensystems angeordnet. Diese Pforten werden auch durch den Panzer bestimmt, der das Gewebe in und um die Muskeln einfriert. Wenn tiefe Gewebeschichten berührt und befreit werden, durchleben wir ein vergangenes Ereignis und nehmen es an. Auf diese Weise erlangen wir ein neues Bewußtsein über die alte Anordnung der Schmerzpforten. In der Feinabstimmungsarbeit werden wir fähig, die Pforten neu anzuordnen, sie für neue Erfahrungen zu öffnen, die unser ganzes Nervensystem einbeziehen.

Nach der Pforten-Theorie ist das Nervensystem eine wechselwirkende Einheit: Verändert sich ein Teil, sind alle anderen davon betroffen. Die nervlichen Vorgänge werden nicht direkt vom Stammhirn, sondern auch von tieferen Zentren gesteuert und aktiviert. Werden die Schmerzpforten an irgendeiner Stelle des Systems neu arrangiert, trägt das zu einer Neuordnung in allen anderen Bereichen bei. In der Feinabstimmungs-Phase der Posturalen Integration werden die Möglichkeiten für neue Bewegungen, Gefühle und Gedanken, gewaltig erweitert. Meine Bewegung ist nicht länger von den engen konditionierten Schutzhaltungen abhängig, sondern wird offen für alle möglichen neuen Anordnungen (der Pforten), die mein Nervensystem selbst bestimmt.

Jim war Mitglied der Hell's Angels, einer Motorradgang aus der Umgebung von San Francisco gewesen. Durch einen Kopfschuß wurde ein Teil seiner rechten Gehirnhälfte zerstört. Die Bewegungsmöglichkeiten und Empfindungen seiner linken Körperhälfte waren sehr eingeschränkt. Von Beginn an genoß er die passive Bewegung, die ich in seine steif gewordenen Glieder brachte. Nachdem ich die wichtigsten Segmente seines Körpers gelockert hatte, suchte ich nach Möglichkeiten, seine aktive Seite mit der gelähmten zu verbinden. Als ich beide Seiten gleichzeitig behandelte, begannen einige Muskeln der linken Seite zu zucken und er erlebte neue Empfindungen. Ich hielt ihn dazu an, seine rechte Seite so viel wie möglich zu benützen und sich dabei vorzustellen, wie links und rechts verbunden sind.

Ein anderer Bereich der Feinabstimmung ist die Leitung und Harmonisierung der Gedanken und Gefühle. Dies ist gewöhnlich die Aufgabe der Psychotherapie und der Psychiatrie. Eine

Schwierigkeit dieser Therapieformen ist ihre Tendenz, einen Teil der Persönlichkeit zu stark zu betonen. Wenn man sich nur auf Feinarbeit konzentriert und dabei die Grobarbeit vernachläßigt, verlieren sich Therapeut und Klient in Worten und Ideen. Natürlich kann eine psychologische Behandlung den Transformationsprozeß der Körperarbeit bereichern. Dies wurde beispielsweise von Andreas Vontobel, einem Züricher Psychiater und Körpertherapeuten (in Posturaler Integration) praktiziert. Er zitiert folgenden Fall:

Miriam war fast ihr ganzes Leben lang ängstlich und kränklich gewesen. Sie fürchtete sich, ihr dunkles, feuchtes Kellerzimmer zu verlassen. Ihrem steifen, mageren Körper entströmte ein ekelerregender fauliger Geruch. In ihren Träumen wurde sie immer wieder von unkontrollierbaren Mächten überwältigt und gefangen. Riesige Katzen steuerten ihren Wagen, während sie klein und ängstlich auf dem Hintersitz saß. Während der ersten Jahre der Analyse blieb sie immer wieder in denselben Gefühlen von Schwäche und Furcht stecken. Nach den ersten Sitzungen intensiver Körperarbeit hatte sie verschiedene Träume, die einen tiefen Eindruck hinterließen und ihr Inneres schmerzhaft nach außen kehrten. Den Schmerz, den sie nun identifizierte – er wurzelte in der Kindheit, da ihre Mutter sie oft geschlagen hatte – konnte sie mit der intensiven Unterstützung des Therapeuten erfahren und mitteilen. Ihr Körper wurde weicher und dehnte sich, ihre Träume veränderten sich. Sie erlebte sich nun durch wunderschöne Gärten spazierend, von Tigern und Löwen und Bären beschützt. Der Therapeut konnte ihr helfen, ihre Schönheit und ihre Kraft zu erkennen. Die Analyse erreichte bald einen zufriedenstellenden Abschluß. Sie schlug eine neue berufliche Laufbahn ein und verlobte sich.

Eine Möglichkeit, unseren Emotionen und Gedanken eine neue Richtung zu geben, ist, sie mit Affirmationen (positiven Bekräftigungen) zu verbinden. Affirmationen, die offen bleiben und uns nicht manipulieren, sind Wege, die durch die Zerstörung des Panzers freigesetzte Kraft zu nutzen. Wenn ich mir immer wieder sage: »Ich bin offen für die Liebe der anderen«, ist dies weit genug gefaßt, um mir eine neue Richtung zu ermöglichen. Sage ich mir jedoch: »Ich kann Mary dazu bringen, mich zu lieben«, manipuliere und verschließe ich mich.

Solange solche Affirmationen nicht als Ersatz für die Arbeit mit unseren Frustrationen dienen, sind sie hochwirksame Mittel der Feinabstimmung. Sie geben unseren Wandlungen Zusammenhalt und Richtung, wenn wir Furcht, Wut und Traurigkeit schon zugelassen haben und als Teil von uns anerkennen. Aber wenn Affirmationen nur Mittel sind, um die sogenannten »negativen« Gefühle zu unterbinden, bleiben wir unbewußt. »Ich bin fröhlich und glücklich«, ist nur dann ein geeigneter Vorsatz, wenn wir uns im entscheidenden Moment erlauben, unsere Traurigkeit voll zu erfahren.

Sobald Integration und Feinabstimmung sich realisieren, findet in der Persönlichkeit eine dauerhafte Wandlung statt: Der Mensch wird nie mehr ganz in einen verschlossenen unbewußten Zustand zurückkehren. Natürlich kann er nach einem Unfall oder in Zeiten von Streß das Gleichgewicht wieder verlieren, aber er wird es leicht mit einem Minimum an Behandlung wiederfinden. Auch habe ich für die Menschen, die die Feinabstimmung ihrer Energie vervollkommnen möchten, eine fortgeschrittene Form der Posturalen Integration entwickelt. Diese behandelt den innersten »Restkern«. Sie harmonisiert die zarte Energie an den tiefen Muskelsträngen unserer innersten Muskeln (auf dem Skelett) mit der Energie in den großen, jetzt lockeren äußeren Muskeln.

Grenzen der Änderung

Bei meinen Besuchen in der Alten Pinakothek in München hat mich die energische Vitalität Rubens nackter Frauengestalten sehr beeindruckt. Sie erinnern an schöne Heldinnen mit weicher Haut und aufregend pulsierendem Blut, das ihre Wangen rötet und ihre Leiber in satten Farben erglühen läßt. Rubens-Bilder scheinen ein gutes Beispiel für frei strömende Energie in fein abgestimmten Körpern zu sein. Jedoch haben die meisten dieser Frauengestalten überdehnte Rücken und verspannte Gesäße. Hier stellt sich mir die Frage, ob der freie Energiefluß tatsächlich

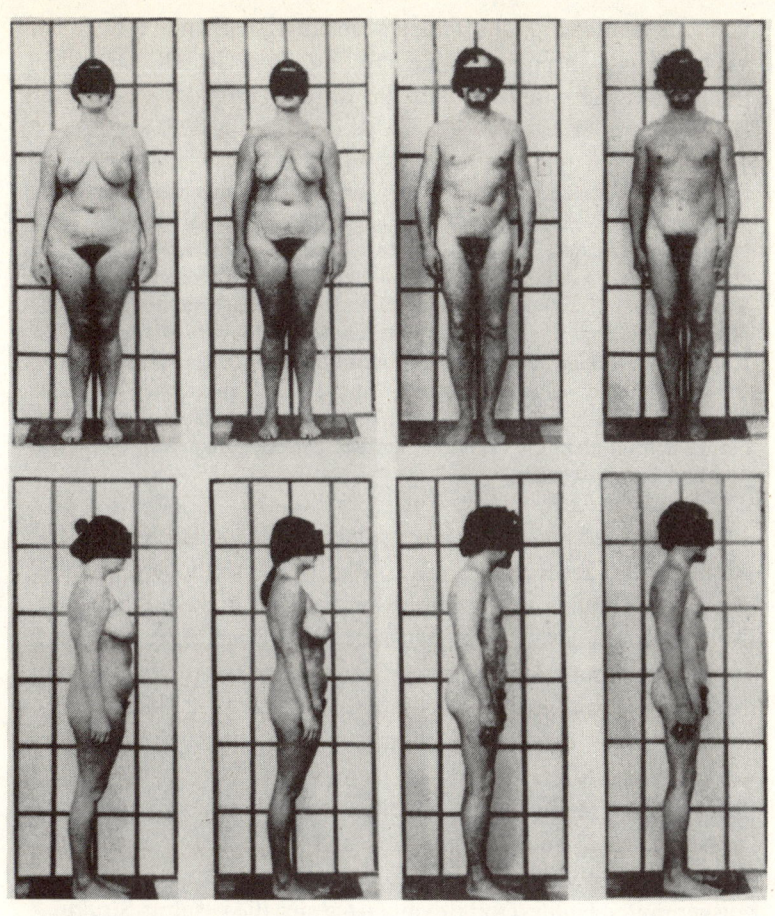

Abb. 18
Vorher-Nachher-Aufnahmen zweier Klienten nach zehn Sitzungen Posturaler Integration. Bei beiden ist der Körper länger, symmetrischer und gerader geworden. Er wird auch weicher, offener und ausdrucksvoller.

105

von der Auflösung des Panzers abhängig ist und von einer Verbesserung unserer gesamten Haltung und Gestalt. Dieselbe Frage stellt sich Stanley Keleman, wenn er über das männliche Becken schreibt:

Zivilisation hat es einigen unter uns gestattet, Künstler und Poeten zu werden, sich unserer Existenz auf sehr sanfte Weise zu vergewissern. Demzufolge ist das Bemühen, einen idealen männlichen oder weiblichen Körper zu konstruieren, bloß heimliche Orthodoxie. Deshalb lehne ich die einzelne Idealfigur ab, wie sie von der Alexander-Methode oder in der Arbeit Ida Rolfs vorgestellt wird. Wenn wir behaupten, das männliche Becken habe sich in eindringlicher Weise vorzuschieben, sonst fehle es ihm an maskuliner Aggressivität und sexueller Lust, befinden wir uns wieder in einer neuen Art von Chauvinismus. Sie berücksichtigt nicht die individuellen Verschiedenheiten von Körpertypen und Lebensweisen.[4]

Mir scheint jedoch, daß Keleman hier das Ideal der Alexander-Methode und des Rolfing mißversteht. Beide Methoden, so habe ich sie verstanden und erfahren, streben nach Bewußtheit und Ausgleich gegensätzlicher Muskelkräfte. Das Becken bewegt sich dann ganz alleine und ohne Zwang in eine wirkungsvolle und begradigte Position. Das Becken »nach vorne zu stoßen« widerspräche sogar diesem Ideal eines natürlichen und bewußten Gleichgewichts.

Ein Problem bleibt jedoch ungelöst: In manchen Fällen scheint sogar das Ideal eines entspannten und ausgeglichenen Körpers eine Überforderung. Zum Beispiel bei Menschen mit einem ausgeprägten Hohlkreuz: Bei ihnen hat sich die gesamte Struktur, sogar das Skelett, verformt. Wie weit kann sich die Gesamtstruktur dann in Richtung einer entspannten Haltung ändern? Ich glaube, daß ich diese Frage nicht für meine Klienten beantworten kann. Während sie versuchen, ihren Panzer aufzulösen, gehen sie auf eine Entdeckungsreise. Sie selbst können sich fragen, ob ihnen der emotionale und psychologische Umsturz und die Zeit, die zur Begradigung des Beckens nötig ist, wichtiger sind als die Feinabstimmung – der Energiefluß, die Verfeinerung der Energie innerhalb der Grenzen eines Hohlkreuzes. Natürlich entstehen auch Änderungen in der Grobstruktur, wenn man sich eigentlich für Feinarbeit entschieden hat. Der Brustkasten dehnt sich, das Gesäß wird weicher, die Beine strecken sich, obwohl die Linie des Körpers bleibt.

Bei Menschen, deren Grobstrukturen sich radikal ändern, bei denen das Becken frei genug wird, um sich mühelos in einer geraden Linie zu halten, ist sogar eine noch tiefere und weitergehende Regulierung der Feinenergie möglich. Trotzdem bleibt das Problem, wie das subtile Gleichgewicht zwischen grober und feiner Energie erhalten bleiben kann. Wir können uns von unserer verfügbaren Energie überwältigt fühlen. Eine typische Abwehrreaktion gegen aufsteigende Energieströme ist, zu alten Schutzhaltungen zurückzukehren, um der Gedanken- und Gefühlsflut Herr zu werden. Oder man kehrt zu einem emotional neutralen Zustand zurück, um sich auf das neu entdeckte, subtile Gleichgewicht zu konzentrieren. Jeder muß für sich selbst den Grad energetischer Freiheit und schwerkraftmäßigen Gleichgewichts entdecken, das er oder sie verkraften kann. Vielleicht ist die plumpe, runde, fleischliche Sexualität der Rubens-Gestalten zum Teil entstanden aus ihrer Besessenheit, sich äußerlich hinzugeben, während sie gleichzeitig ihre Energie innen zurückhalten. Lassen Sie mich eine einfache Übung vorschlagen, mit der Sie ihre Energie abstimmen, gleichzeitig aber die maximale Gradlinigkeit Ihres Körpers beibehalten können.

Legen Sie sich mit entspanntem Rücken und Nacken auf den Boden. Beugen Sie die Knie. Ist Ihr Rücken hohl, stemmen Sie die Knie mit Hilfe eines Kissens so hoch, daß der Rücken flach aufliegt. Ist der Nacken gewölbt, legen Sie ein kleines Buch unter den Kopf. Stellen Sie sich die äußeren Hauptmuskeln um das Becken (Bauch, Gesäß, Schenkel) voll und weich vor. Beugen Sie nun die Schambeinknochen in Richtung zum Knie, wobei Sie nur die innere Kraft des Psoas benützen. Atmen Sie ein, während sich der Bauch streckt und das Kinn anhebt. Rollen Sie sich hoch. Entspannen Sie den Psoas und legen Sie Ihren Rücken wieder flach hin, ohne dabei die Bauchmuskeln zu benützen. Diese Stellung, die Sie auch stehend in Affen-Haltung oder an eine

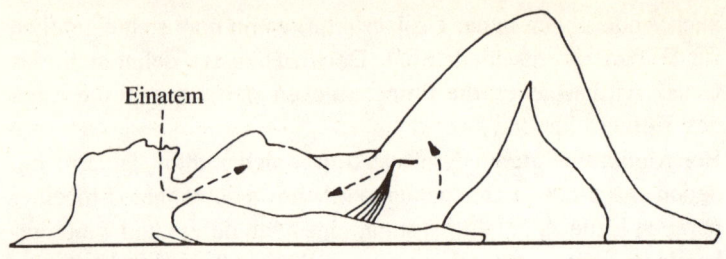

Einatem

Abb. 19
Übungen mit dem Psoas-Muskel helfen, die Einheit von Körper, Seele und
Geist zu stärken und fein abzustimmen.

Wand gelehnt ausführen können, hilft Ihnen, im Gleichgewicht
zu bleiben, wenn Sie den Körper vom Becken her bewegen. Nun
verstärken Sie die Geschwindigkeit Ihrer Bewegungen und Ihrer
Atmung, ohne sich dabei zu strecken. Wenn Sie mit dieser
Bewegung und der Atmung spielen – mal schneller, mal langsamer, mal tiefer, mal flacher – können Sie ein gleichbleibend
hohes Niveau an Auf- und Entladung erreichen. Es entsteht eine
zarte Vibration oder ein zartes Strömen in Ihrem ganzen Körper.
Wenn Sie dieser Energie folgen, können Sie stöhnen, weinen,
schreien, jeder nur möglichen Phantasie und jedem Gedanken
nachgehen. Sie bleiben aufmerksam und müssen sich nicht
anstrengen, um ein Ziel zu erreichen.
Bei dieser Übung sollten Sie bei der Kontraktion des Beckens
einatmen und ausatmen, wenn Sie es wieder loslassen. In bio-
energetischen Übungen geschieht das häufig in entgegengesetzter Weise: Das Ausatmen begleitet die nach oben gerichtete
Bewegung des Beckens. Dann ist man versucht, die äußeren
Bauchmuskeln zu benützen, um das Becken anzuheben. Der
Psoas ist bei diesen Übungen überfordert. Er wird besser durch
sanftes, aufladendes Einatmen aktiviert als durch entladendes
Ausatmen. Die Koordination zwischen Atmung und Bewegung
erlaubt dem Therapeuten, die entspannte Bauchdecke leichter zu
drücken und seine Hände zu benützen, um den Psoas zu erreichen
und direkt zu aktivieren.

In diesem Kapitel konnten wir sehen, daß die Integration und die Feinabstimmung eine flexible Arbeit mit unseren komplexen Sinneswahrnehmungen, unseren intellektuellen, emotionalen und somatischen Vorgängen erfordert. Beide, Klient und Therapeut, beteiligen sich an einem dynamischen Transformations-Prozeß, der gleichzeitig Wissenschaft, Bildhauerei, Therapie und Liebe ist. Im nächsten Kapitel werden wir sehen, wie Therapeut und Klient ständig in einer Wechselbeziehung stehen.

7 Sich mitteilen und verwandeln

Thomas Szasz[1] beschreibt, wie Psychiater und Therapeuten den Patienten manchmal ihre Diagnose aufzwingen, nicht nur durch eine Fehldiagnose, sondern auch durch die Erfindung einer Krankheit. Die Gefahr, daß Gedanken, Gefühle und physische Kraft aufgezwungen werden, besteht auch im Bereich der Körperarbeit. Für die Klienten besteht das Risiko, daß sie lieber durch die Manipulation des Therapeuten geheilt werden wollen als durch ihre eigene Bewußtheit.

Der Therapeut sollte sich davor hüten, Klienten durch Aussagen über ihren Zustand und über notwendige Änderungen einzuschüchtern. Wenn ich zu Ihnen sage, Sie seien »masochistisch« veranlagt oder ein »belasteter Typus« und sollten daher möglichst sanfte Kontakte mit Ihrer Umwelt haben, und wenn ich dann auch noch tiefe Arbeit bei Ihnen vermeide, dann wird mein Ratschlag und meine Arbeit nicht Ihrer heimlichen Wut gerecht, die Sie eigentlich herauslassen wollen. Dies kann den Heilungsprozeß sogar aufhalten. Oder ein anderes Beispiel: Wenn der Klient mich um Hilfe wegen seiner Ängste bittet, kann das bei mir Mitgefühl auslösen und die konsequente Arbeit an den chronischen Ängsten stören.

Andererseits würde ich mich selbst vergewaltigen, wenn ich meine Ansichten verberge und in der Arbeit nicht meinen Intuitionen folge. Ich würde möglicherweise für die Therapie wertvolle Einsichten unterdrücken. Viele Menschen haben entweder ein aufgeblähtes oder im Gegenteil ein zu geringes Selbstwertgefühl, und sie müssen durch eine andere Sicht als die eigene aufgeweckt werden. Wenn ich beispielsweise Ihre schwache und sehr zerbrechliche Struktur und Ihre unterentwickelte Muskulatur sehe und dann von Ihnen höre, Sie möchten gerne Körpertherapeut werden – soll ich mich dann bemühen, Sie von diesem scheinbar fruchtlosen Versuch abzubringen? Soll ich Sie lieber dazu ermutigen, eine weniger anstrengende Form körperlicher Betätigung zu finden? Ist es richtig, daß Sie – der Klient – auf dem Weg zu mehr Selbstverantwortlichkeit Ihre Bedürfnisse hintenanstellen? Wie könnte ich, ein Außenstehender, Ihre persönlichen Grenzen festsetzen? Warum sollten Sie sich überhaupt Grenzen setzen? Ist es nicht sogar heilsam, Möglichkeiten zu schaffen, damit scheinbare Grenzen sich erweitern?

Der Weg aus diesem Dilemma beginnt mit der Erkenntnis, daß jede Heilung wechselseitig ist, ein intimer innerer und äußerer Kontakt zwischen Therapeut und Klient. Beide haben teil an Ereignissen, die zum Energieausgleich beim anderen führen – einem Gleichgewicht, das Veränderung und Fluß unserer physischen, emotionalen und geistigen Erfahrungen ermöglicht. Ist die Natur dieser Wechselbeziehung erkannt, stellen wir fest, daß jeder frei ist, sich auszudrücken, sich zu entdecken und sich zu heilen, ohne äußere Kontrolle oder Manipulation. Gleichzeitig erkennt man auch, daß der Therapeut kein neutraler Beobachter sein kann. Damit eine wirkliche Heilung möglich ist, muß auch er etwas von sich selbst geben – seine körperliche Kraft, sein Wissen und seine Gefühle. Wir werden sehen, daß Richtung, Stärke und Grenzen der persönlichen Entwicklung sich aus dem Austausch zwischen Therapeut und Klient bestimmen.

Wechselbeziehung im äußeren und inneren Kontakt

Viele Menschen, die sich in Körperarbeit ausbilden, glauben, daß sie mit einiger Praxis die Feinheiten tiefer Gewebearbeit beherrschen, daß es genügt zu wissen, wo welche Griffe mit Fingern, Händen und Ellbogen anzuwenden sind. In Wirklichheit jedoch können weder Beobachtung noch Studium oder Praxis – wie wichtig sie auch sein mögen – den inneren Kontakt mit dem Klienten ersetzen. Wenn der Therapeut seine Arbeit mit Einfühlsamkeit beginnt, wird er sich in all seinen Bewegungen und Kontaktversuchen vom Klienten leiten lassen und ihn doch gleichzeitig aktiv führen. Er paßt sich zwar dem Widerstand oder der Bereitwilligkeit des Klienten an, aber gleichzeitig erfaßt er den Klienten jenseits dieser scheinbaren Begrenzungen.

Überlegen Sie einmal was geschieht, wenn Therapeut und Klient nur in äußerlichem und oberflächlichem Kontakt sind. Wenn ich Sie, den Klienten, nur mit äußerlichem Kraftaufwand berühre, kann ich meine Kraft nicht wirklich steuern, verstärken, verringern oder verändern. Sie würden meine Hände als wenig einfühlsam empfinden und deshalb mit Ihrem Panzer reagieren, entweder mit verspannter oder mit total passiver Muskulatur. Hier kann man nicht von einem wirklichen Kontakt sprechen, sondern nur von einem äußerlichen Zusammenstoß, von einem Kompromiß. Diese Art äußerlichen Kontakts ohne Empfinden und Fürsorglichkeit verstärkt den Panzer: Ich überflute Sie mit meinen alten Machtansprüchen, und Sie benützen diesen Ansturm, um Ihre alten Verteidigungsmechanismen zu verstärken.

Manchmal beginnen Therapeut und Klient ihren Kontakt mit vorsichtigen inneren Bewegungen, erreichen dann aber keinen vollständigen äußeren Kontakt. Wenn ich den Druck so behutsam ansetze, daß ich mich jeder Ihrer Bewegungen anpasse, folge ich nur Ihren Bedürfnissen. Ich helfe Ihnen dann nicht, neue Möglichkeiten zu finden, Ihren Panzer zu durchbrechen. Ähnliches geschieht, wenn Sie innerlich all meinen Anregungen folgen – so können Sie nicht Ihre Fähigkeit entdecken, nach außen zu gehen und zu kommunizieren.

Anders als in diesen unvollständigen Kontaktversuchen besteht der echte Kontakt zwischen Klient und Therapeut aus einer besonderen inneren und äußeren Empfänglichkeit füreinander, aus der Bereitschaft, vertrauensvoll miteinander zu kommunizieren. So wie ich mich von Ihnen, dem Klienten, leiten lasse und doch gleichzeitig Ihre innere und äußere Energie führe, so reagieren Sie nicht nur auf meine Hände, Sie tanzen vielmehr mit ihnen. Es ist ein Tanz, bei dem Tänzer und Tanz eins werden. Es ist Bewegung ohne Aktion und Reaktion; es entsteht eine gleiche Schwingung wie zwischen Tai Chi-Partnern.

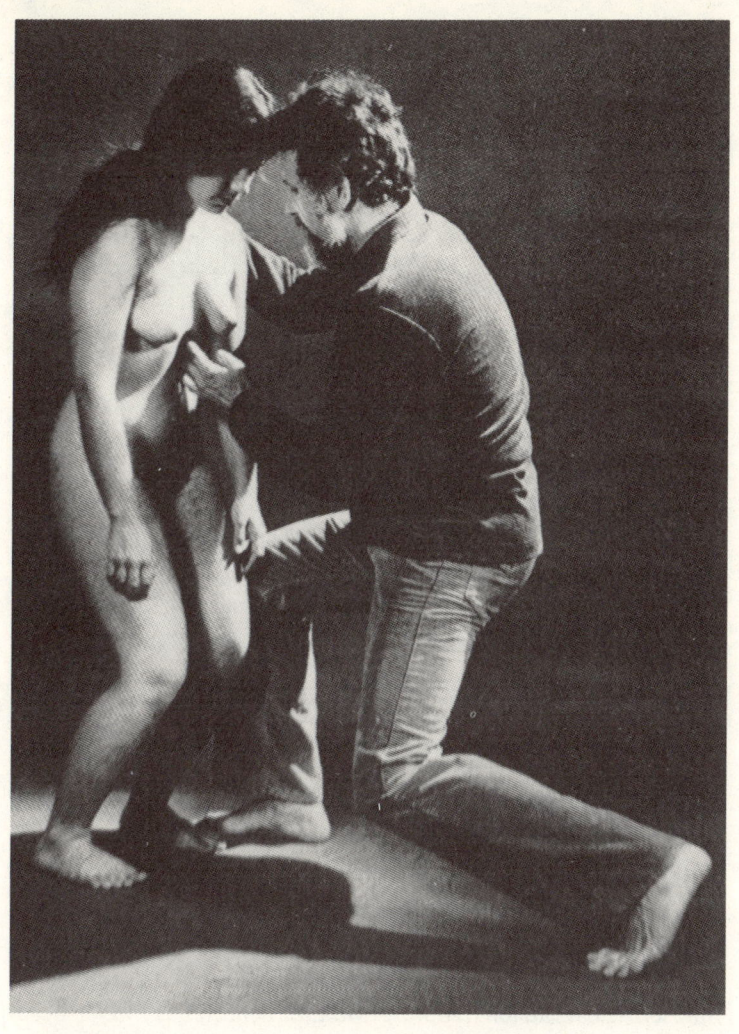

Abb. 20
Der Kontakt zwischen Therapeut und Klient ist eine ganz besondere
Wechselbeziehung: Er ist wie ein Tanz, bei dem die Tänzer nicht führen
oder folgen, sondern eine gemeinsame Schwingung erleben.

Vielleicht halten Sie es für ausgeschlossen, daß dieser Austausch wirklich gleichberechtigt ist. Schließlich sind Sie ja zu mir gekommen, um sich helfen zu lassen. Wie können Sie also mit dem Therapeuten gleichberechtigt sein, wenn Sie sich mit einem Teil Ihres Panzers gegen diesen Energie-Austausch und gegen Veränderungen wehren? Wie kann der Tanz überhaupt beginnen, wenn der Therapeut zwar in sich ruht, seine Kraft aus seinem Zentrum bezieht, offen ist für einen feinfühligen, respektvollen Kontakt – Sie jedoch Angst haben, sich hinzugeben?

Um den Heilungsprozeß einzuleiten, müssen wir beide erkennen, daß wir unvollkommen sind. Sie widerstehen der Änderung, das ist die Natur des Panzers. Trotzdem sind Sie bereit, den Panzer aufzugeben, wenn man Ihnen den Weg zu einer Änderung zeigt. Ich erwarte von Ihnen, daß Sie sich ändern. Ich möchte Ihnen helfen, Ihre Blockierungen zu überwinden. Trotzdem muß ich flexibel bleiben. Ich muß die Richtung ändern können, wenn die vorgeschlagene Richtung unwirksam ist. Als Therapeut darf ich Ihre gepanzerte Vergangenheit nicht vollständig akzeptieren. Ich arbeite auf dem schmalen Grat zwischen »durchsetzen« und »anpassen«. Tiefe Gewebearbeit, die Arbeit mit blockierten Gefühlen und Gedanken, erzeugt Schmerz und Lust gleichzeitig. Sie ist Kontakt, bei dem man sowohl Widerstand als auch Entspannung fühlt. Wenn ich zu stark und zu schmerzhaft arbeite, unterbinde ich die Bereitschaft des Individuums, den Heilungs- und Umwandlungsprozeß zu beginnen. Passe ich mich dagegen zu sehr an und gehe ich zu behutsam vor, verzichte ich auf meine Möglichkeit zu helfen.

Ron Kurtz und ich haben streckenweise eine unterschiedliche Auffassung über die Therapeut-Klient-Beziehung. In seinem von mir sehr geschätzten *Training Manual* schreibt er: »Der beste Weg ist, ganz anzunehmen. Wenn Sie lieben und akzeptieren ohne zu kritisieren, fühlt sich der andere sicherer.«[2] Weiter schreibt er: »Arbeiten Sie niemals gegen den Willen oder die Wünsche des anderen. Vermeiden Sie, sein Verteidigungssystem anzuschalten.«[3] Ich habe beobachten können, daß Ron Kurtz diese sanfte Methode wunderbar anwandte und vielen Menschen damit helfen konnte, sich durch wirklich schwere Blockierungen zu arbeiten. Auch ich selbst habe diese Methode schon oft als sehr hilfreich empfunden.

Dennoch: Manche Klienten benützen das Liebsein des Therapeuten, um die Konfrontation mit tiefsitzendem Ärger, Angst oder Kummer zu vermeiden. Einerseits will der Klient, um seine Sicherheitszone zu erhalten, daß man sanft mit ihm umgeht. Andererseits empfindet er aber auch den tiefen Wunsch, explosive Gefühle zu verarbeiten. Ich halte Konfrontation manchmal für notwendig, um dem Klienten zu helfen, seinen Panzer zu durchbrechen – Konfrontation, bei der ich die Veränderung fordere, vielleicht sogar mit ärgerlichem physischem Nachdruck. Diese Form von Therapie ist riskant, da die Grenzen nicht immer klar definiert sind. Man kann einen Klienten oder Freund verlieren, wenn man zu weit geht. Aber das Leben hat nun mal nicht immer klar umrissene Grenzen und Entwicklung ist nicht immer möglich in einer sicheren Umgebung.

Das Erstellen und Erhalten eines zarten, ausgeglichenen Austausches zwischen Therapeut und Klient setzt eine ganze Anzahl verschiedener Versuche und Methoden voraus. Freie und spontane Atmung ist unerläßlich für das zyklische Gleichgewicht unserer Energie. Wenn beide, Therapeut und Klient, ihre Atemmuster aufeinander einstellen und gemeinsam experimentieren, können sie das Geben und Nehmen des Heilungsprozesses besser erspüren. Alle integrierenden und feinabstimmenden Techniken tragen dazu bei, diesen sensiblen Austausch zu erhalten.

So wird auch der direkte Ausdruck von Emotionen beim Therapeuten oder beim Klienten möglich. Es ist meine Aufgabe, Sie zu ermutigen, die Gefühle zu erforschen, die bei der Auflösung von Körperspannungen entstehen. Ich ermutige Sie, sich Ihrem vielleicht unbewältigten Berufsleben zu stellen und sich durchzuarbeiten. Ich helfe Ihnen zu erkennen, was Sie hier und jetzt, auch in bezug auf mich, fühlen. Ich muß Ihnen meine Zufriedenheit, meine Frustration oder Sympathie mitteilen. Bei diesem Austausch muß ich jedoch gefühlsmäßig neutral und objektiv bleiben. Ich darf mich nicht selbst verlieren. Zur selben Zeit muß ich

Ihnen aber auch die Freiheit geben, meine Erwartungen hinsichtlich Ihrer Fortschritte nicht zu erfüllen.

Therapeut und Klient sollten die Möglichkeit haben, ihre Bedürfnisse auf den anderen zu projizieren und die Rolle, in die sie der andere drängt, entweder zu verwerfen oder sie anzunehmen. Ich bin der Vater; Sie sind das Kind; ich lehne es ab, Ihr Vater zu sein; Sie wollen nicht Kind sein. In der psychoanalytischen Arbeit überträgt der Klient monate- vielleicht sogar jahrelang seine ursprünglichen Bedürfnisse auf den Analytiker, um sich anschließend langsam von dieser Übertragung zu befreien. Bei der ganzheitlichen Körperarbeit (durch direkte und tiefe Einwirkung auf die körperlichen, emotionalen und geistigen Strukturen) wird diese Übertragung gleichzeitig eingeleitet und aufgehoben. Natürlich braucht es auch hier Zeit, bis diese doppelte Freiheit assimiliert und integriert ist.

Hans, von dem schon einmal die Rede war, verstand allmählich, daß sein Widerstand gegen den Vater ein Mittel war, seine Einsamkeit, Leere und Verletzlichkeit zu verdecken. Trotzdem identifizierte er mich weiterhin mit seinem Vater, als Ursache seiner Schmerzen und seines Leidens. Während der siebten Sitzung, der Öffnung des schweren Panzers um Kopf und Nacken, ermutigte ich ihn, diese Haltung gegen seinen Vater beizubehalten, sie aber gegen mich zu richten. Auf dem Höhepunkt seines Zornes, als ich die Behandlung seiner kompakten Kiefernmuskeln beendete, sagte ich ihm, daß ich durchaus willens sei, ab und zu die Vater-Rolle zu spielen, jetzt aber sei ich nicht dazu bereit. Ich könne seinen Ärger zwar akzeptieren, schätzte aber auch seine sanfte empfindsame Seite. Das war für ihn zunächst verwirrend. Aber von da an entdeckten wir eine neue Dimension in unserer Freundschaft.

Arbeit mit einem oder mehreren Therapeuten

Wir haben gesehen, daß sich schon in der ersten, auf die Außenmuskulatur gerichteten Phase ganzheitlicher Körperarbeit auch die inneren Strukturen langsam öffnen müssen. In den späteren Stadien verlagert sich der Schwerpunkt der Therapie immer mehr auf die inneren Strukturen. Die Behandlung der äußeren Schale bleibt jedoch wichtig, um die völlige Auflösung des Panzers zu erreichen. Der gesamte Austausch zwischen Therapeut und Klient führt dann zur schrittweisen Öffnung des Klienten von außen nach innen und von innen nach außen. Der Therapeut führt und folgt dem Tanz. Er oder sie braucht nicht genau zu wissen, wohin der Tanz führt und wo er endet. Er muß nur genügend Boden unter den Füßen haben, um die Bewegungen, die Kraft und das Gewicht zu steuern und im Zentrum des Beckens – im sogenannten Hara – aufzufangen.

Dies tiefsitzende Zentrum, in dem sich unser »Bauch-Bewußtsein« befindet, ist unten mit lockeren Knien und geerdeten Füßen abgestimmt. Oben ist es mit den Schultern verbunden, die durch die sanfte Aktivität des mittleren Rückens (untere Rhomboiden) gehalten werden. Diese Haltung erinnert an das, was Alexander-Therapeuten »Affenstellung« nennen. Mit einer leichten Abweichung erinnert sie auch an die erdgebundenen Bewegungen des Tai Chi. Der Therapeut verlagert vorsichtig sein Zentrum nach vorne, um den Widerstand des Klienten sanft anzuregen – aber nur so weit, wie dieser sein Gleichgewicht behält und Raum hat, sich zu bewegen. Andererseits darf der Klient weder zu aktiv noch zu passiv sein. Bei der Entspannung und Integration der Bindegewebsstrukturen (und der emotionalen und geistigen Aspekte) ist es Aufgabe des Klienten, sich sanft zu bewegen, die unbewußten Gegenden seines Bindegewebes zu finden, sich ihnen zu stellen und sie zu erforschen. Der Klient legt sich nicht einfach hin und läßt andere für sich arbeiten. Er oder sie steht, sitzt, rollt sich hin und her, streckt, dehnt, krümmt oder entspannt sich. All diese Aktivitäten werden von der Auf- und Entladung von Atem, Gefühlen und Gedanken begleitet.

Eine der stärksten Erfahrungen in ganzheitlicher Körperarbeit ist, wenn mehrere Therapeuten gleichzeitig an einem Menschen arbeiten. Die Wirksamkeit dieser Gruppenarbeit ist nicht nur das Resultat gleichzeitiger und koordinierter Arbeit an mehreren Körperstellen. Die widersprüchlichen Emotionen und Haltungen, die durch die Arbeit verschiedener Therapeuten entstehen, geben dem Klienten auch die Möglichkeit, dauerhafte und teilweise unbewußte Konflikte zu lösen.

Betrachten wir einmal den Versuch einer gleichzeitigen Änderung verschiedener Körpersegmente. Wenn ein Therapeut innerhalb der Bauchhöhle mit dem Psoas arbeitet, ein anderer mit dem Nacken und ein Dritter mit dem Rücken, kann eine integrierende Änderung des gesamten Körpers erzielt werden, was ein einzelner Therapeut natürlich kaum erreichen könnte. Einigen Menschen fällt es schwer – auch wenn sie sich nach der Anfangsphase der Entspannung separater Segmente (Beine, Kopf usw.) freier fühlen –, sich als eine verbundene Ganzheit zu verhalten. Zum Beispiel kann sich der Kopf nach vorne schieben, wenn das Becken befreit wird. Oder wenn der Kopf eine freiere und erhobenere Haltung bekommt, wird die Lendengegend oft kürzer und der Rücken krümmt sich. Wenn nun verschiedene Therapeuten gleichzeitig alle diese Segmente behandeln, erlebt der Klient eine Vollständigkeit und Ganzheit, die eine separate Behandlung nie erreicht. Dies wird auch erzielt, wenn mehrere Therapeuten gleichzeitig innen und außen arbeiten.

Die Gruppenarbeit beinhaltet noch eine weitere therapeutische Möglichkeit. In den verschiedenen Körperteilen sind widersprüchliche Emotionen gespeichert. Oft habe ich mich in meinem Leben schwach und verletzlich gefühlt, gleichzeitig aber auch ärgerlich und ungeduldig. Ich konnte diese Gefühle jedoch nie ganz verbinden und spürte sie nicht als einen Teil, der mit mir eins geworden war. Diese Schwierigkeit löste sich weitgehend während einer Gruppensitzung in Posturaler Integration auf. Während ein Therapeut mit der Empfindlichkeit in meinem Bauch arbeitete, provozierte ein anderer die Wut, die ich in meinen Kiefern fühlte. Das gleichzeitige Erleben dieser beiden starken, unverdauten Gefühle zeigte mir, daß ich meinen Ärger stets als verzögerte Reaktion auf Gefühle des Verletzt- und Abgewiesenseins benutzt hatte. Ich erkannte, daß mein Ärger ein kraftvolles und direktes Mittel ist in Situationen, wo ich etwas will, es aber nicht bekomme.

Eine andere kraftvolle Möglichkeit der Gruppenarbeit: Ein The-

118

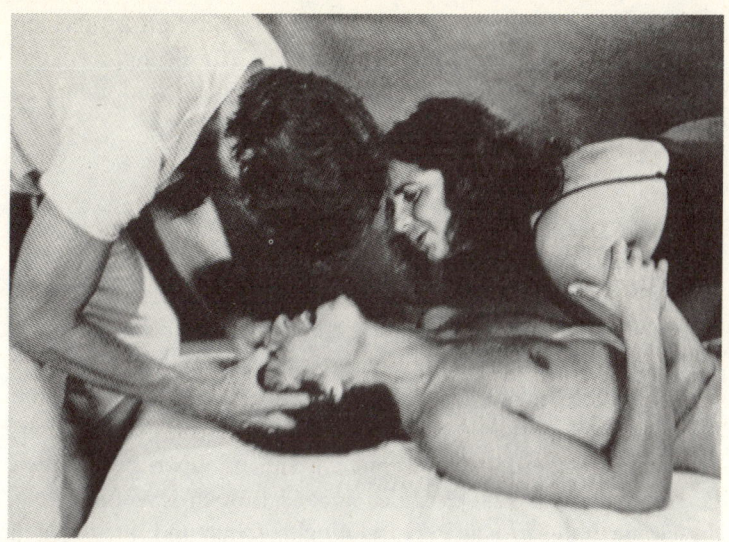

Abb. 21
Bei der sogenannten »paradoxen« Arbeit arbeitet ein Therapeut tief und schmerzhaft, der zweite stellt einen sanften und liebevollen Kontakt her.

rapeut arbeitet an tiefer, schmerzhafter Entspannung, der andere verhält sich sanft und tröstend. Dieser Kontrast, diese dualistische Erfahrung, kann dem Klienten helfen, Schmerz nicht nur als negativ zu erleben. Ich möchte ein Beispiel aus meiner eigenen Erfahrung geben: Während ein Therapeut mit dem Panzer um meine Augen arbeitete und mir half, mich wieder als trauriges, verlassenes Kind zu erleben, streichelte ein anderer sanft meinen Rumpf und wiegte mich in seinen Armen. Nun konnte ich meine Traurigkeit empfinden, ohne mich verlassen zu fühlen. Ich habe diese Arbeit »paradox« genannt, weil tiefe und sanfte, schmerzhafte und lustvolle Gefühle gleichzeitig erlebt werden. In der paradoxen Arbeit handelt der Therapeut oft als ein Archetyp männlicher und weiblicher Kräfte. Es ist eine Form primärer Familientherapie. Wie wir schon sahen, kann die paradoxe Arbeit auch bei entgegengesetzten Körperhälften angewandt werden. Sie ermöglicht dann sowohl die Integration der rechten und der linken Gehirnhälften als auch die Auflösung der Konflikte zwischen oben und unten, zwischen vorne und hinten.

Persönlichkeits-Typen

Sobald man Heilung als Folge des Austausches zwischen Therapeut und Klient betrachtet, löst sich das beschriebene Dilemma auf. Wenn ich Ihnen meine Energie, meine Gefühle und meine Ideen aus einem offenen und geeinigten Inneren und Äußeren heraus mitteile, erlaube ich Ihnen gleichzeitig, Ihre eigene Energie zu erforschen. Auch wenn ich Sie als einen bestimmten Persönlichkeits-Typus einstufe, achte ich doch Ihre Fähigkeit, die Grenzen dieser Kategorie zu durchbrechen und Ihre eigenen Grenzen zu finden.

Viele Körper-Therapeuten haben eine große Vielfalt physischer und psychologischer Typen herausgearbeitet und beschrieben. In *Know your Type*[4] stellt Ralph Metzner viele davon vor. Seine Zusammenfassung beinhaltet auch die Typologie von Sheldon (mesomorph, endomorph, ektomorph), die von Kurtz (überbetonter Unterkörper, überbetonter Oberkörper, »Lastenträger«, starr, bedürftig) und die von Jung (introvertiert und extrovertiert). Weiter zitiert er die verschiedenen psychiatrischen Typen nach Freud, Reich und Lowen und die klassische westliche Temperamentenlehre (Choleriker, Sanguiniker, Phlegmatiker, Melancholiker). Anstatt nun diese Typen noch einmal einzeln durchzugehen, stelle ich Ihnen eine Klassifizierung vor, die in meiner jahrelangen Praxis entstanden ist. Sie ist als Ergänzung und nicht als Ersatz für die von Metzner beschriebenen Typen gedacht. Sie soll flexibel gehandhabt werden und einen Rahmen liefern für die Klient-Therapeut-Wechselbeziehung.

Mein Schema versucht nicht, einen einzelnen Menschen direkt zu klassifizieren. Es zeigt nur, daß einige nachweisbare Charakterzüge sowohl zu einem als auch zu mehreren Typen gehören. In dieser Sicht wird der Mensch nicht als Objekt behandelt. Anstatt Ihnen zu sagen, daß Sie ein »belasteter Typus« sind, erkläre ich Ihnen, daß Ihre Schultern hängen und ich frage Sie, wie Sie sich mit Ihren Schultern fühlen. In diesem Spiel zwischen Beobachten, Fragen und Antworten kann die Möglichkeit entstehen, daß Sie selbst Ihre Gefühle und Wünsche entdecken und ich Ihnen trotzdem etwas von meinem Wissen geben kann.

Im Zuge unseres Austausches und unserer Kommunikation werden wir vielleicht feststellen, daß der Zustand Ihrer Schultern weniger wichtig ist als andere Teile Ihrer Struktur. Etwa die Gefühle und Bedürfnisse, die rund um Ihren Mund und Ihren Hals gespeichert sind. Wenn ich also eine Beobachtung einbringe, ist das nur ein Vorschlag, damit die Entdeckungsreise losgehen kann. Wenn der Klient seinen Umwandlungsprozeß erlebt hat, können wir zurückblicken und den Grad der Änderung sowie die Entfernung von dem Typus ermessen, von dem wir ausgingen. Nun ist der Klient vielleicht keineswegs mehr ein »verlangender Typus«. Er erscheint vielleicht voller, weicher, ausgeglichener und ähnelt weitaus mehr dem, was ich als den »harmonischen Typus« bezeichne. Dieser flexible Umgang mit der Typologie ermöglicht es, Grenzen zu erkennen und besser zu unterscheiden, was man akzeptieren oder im Gegenteil überwinden sollte.

Jonathan, ein Professor der Philosophie, war zartgliedrig und gebückt. Der Körper wirkte jungenhaft und zerbrechlich, während der Kopf eher groß und spitz war. Jahrelang hatte er versucht, durch Gewichtheben und eiweißreiche Aufbaunahrung zuzunehmen. Seine Muskeln wurden zwar strammer, aber sein Gewicht blieb gleich. Zu Beginn meiner Arbeit erwartete ich, daß sein Körper weicher und ausgewogener würde. Ich rechnete nicht mit wesentlichen Änderungen seiner Körpergröße. Ich ermutigte ihn, seine anstrengenden Übungen aufzugeben, erklärte ihm, daß sein Körpertyp in etwa dem entsprach, was Sheldon als ektomorph beschreibt. Nach der siebten Sitzung stellte ich zu meiner Überraschung fest, daß er viel größer und seine Muskulatur ausgedehnter wirkte. Sogar seine Knochen schienen zu wachsen. Er erzählte mir von Erinnerungen, die ihn in der vergangenen Woche überflutet hatten. Er erinnerte sich, daß er als fünfjähriger Junge seinen Brüdern in körperlicher Kraft und Gewandtheit unterlegen war. Um die Anerken-

Tabelle 2: Persönlichkeits-Typen

Typus	Äußere Struktur, Schale	Innere Struktur, Kern	Funktion	Vergleich mit anderen Typologien
Expansiv: Nach außen gerichtete Energie, sensible Energie, Kontakt mit Dingen und Menschen		Einfacher Kern		
1. Weich	Locker: oberflächliches Gewebe ist greifbar, fett, porös, massig. Reagiert, aber langsam	Verkrampft: tief, verborgen, starr, unbeweglich	Äußere Hülle ist Schutzpolster für ungenutzte innere Energie	Extrovertiert, versteckt seine Gefühle; überentwickelte untere Körperhälfte, verführerisch; innen rigide, paranoid, masochistisch, Lastenträger, endomorph
2. Hart	Fest: dickhäutig, muskulös, dicht. schnelle Reaktion, massig	Locker: wenig Tonus, schwach, verwirrt, unterentwickelt	Das starke, aktive Äußere schützt die verletzliche, innere Energie	Extrovertiert, Innenleben wenig entwickelt, überentwickelte obere Körperhälfte; manipulativ, sadistisch, außen frigide, mesomorph
Kontrahiert: zurückgezogen, Aktivität nach innen gerichtet		Doppelter Kern Äußerer Innerer		
1. Hart	Locker: unbewußt, keine Reaktion, gummiartig, starr, stoisch	Fest Fest äußerer und innerer Kern sind beide überentwickelt	Mangel an Außenbewußtsein wird durch aktive, introvertierte Energie kompensiert	Aktives Innenleben; nach außen phlegmatisch; innen cholerisch, zwanghaft, anal, ektomorph

2. Weich	Locker: unbewußt, keine Reaktion, gummiartig, starr, stoisch	Fest: Locker:
		schränkt schwach,
		inneren ein verletzlich,
		            unter-
		            entwickelt
			Innere Aktivität ist orientierungslos	Verwirrtes Innenleben, abhängig, oral, masochistisch, melancholisch, Lastenträger, endomorph, hysterisch

Labil: Manchmal ausgeglichen, Energie nach innen oder außen gerichtet		Doppelter Kern			
		Äußerer	Innerer		
1. Überdehnt A. Kontrahiert	Stabil	Fest: der ganze Kern ist überaktiv oder reaktionslos Eingeschränkt: der äußere Kern unterdrückt den inneren		Bei Streß wird Energie zum Schutz nach außen oder innen gerichtet	Mal introvertiert, mal extrovertiert, neurotisch, Körperstruktur wechselhaft
B. Expansiv	Locker: übertrieben bewußt oder nicht reaktionsfähig Fest: überbesorgt	Stabil	Stabil		
2. Fluktuierend	Instabil	Instabil	Instabil	Um offenen Konflikt zu vermeiden: unberechenbare, übertriebene Expansion oder Kontraktion	Schizoid, manisch-depressiv, hysterisch, wechselhafte Mischung verschiedener Typen
Harmonisch: Fähigkeit zur Expansion und zur Kontraktion, gleicher Tonus von außen nach innen		Doppelter Kern			
		Äußerer	Innerer		
1. Hart	Fest	Fest	Fest	Ausgeglichen, aber überstarker Tonus. Sowohl Schale als Kern werden übertrieben geschützt	Hat die Fähigkeit, sich zu öffnen, hält aber einen Teil der Energie zurück
2. Weich	Locker	Locker	Locker	Ausgeglichen, aber unangemessener Tonus. Schale und Kern sind zu sehr geöffnet	Hat die Fähigkeit, Energie zu speichern, aber verschwendet zuviel davon
3. Ausgeglichen	Bereit, sich zu verändern	Harmonisch: Tonus innen und außen gleich, Schale und Kern lösen sich auf		Die Energie kann frei fließen, wo sie gebraucht wird	Genital, spontan, liebevoll, kann sich öffnen und gleichzeitig schützen

nung seiner Eltern zu erlangen, wandte er sich daraufhin geistigen Aktivitäten zu. Trotzdem fühlte er sich immer unsicher und begann mit Gewichtheben um sich selbst zu beweisen, daß er wirklich kräftig war. Nach sieben Sitzungen erkannte er, daß er es nicht nötig hatte zu konkurrieren, sondern daß er seine körperliche Kraft auch anders erforschen konnte. Er entwickelte Spaß am Schwimmen, am Laufen und am Tanzen. Während der folgenden sechs Monate, in denen ich die letzten drei Sitzungen beendete, dehnte sich sein Brustkorb um vier Zentimeter. Die Muskeln seiner Schenkel rundeten sich. Ich war freudig überrascht, daß er weit jenseits der Grenzen gegangen war, die ich für ihn abgesteckt hatte.

Schon früh in unserem Leben beginnen wir, unsere Kraft und unser Bewußtsein zu entwickeln, indem wir uns mehr auf unser Äußeres oder mehr auf das Innere konzentrieren. Dabei schützen wir uns aber auch auf charakteristische Weise: Wir werden, wie ich es nenne, »expansive« oder »kontrahierte« Persönlichkeits-Typen. Wenn wir ungleichmäßig zwischen innen und außen pendeln, werden wir vielleicht zum »labilen« Typus. Haben sich innerer und äußerer Rhythmus angeglichen, sind wir ein »harmonischer« Typus. Auch wenn sich unsere vielleicht expandierenden oder kontrahierenden Tendenzen in Grenzen halten, können wir noch harmonisch sein.
Die hier verwendete Schematisierung, die eher das Resultat taktiler als visueller Erkenntnisse ist, läßt sich schwer illustrieren (außer eventuell mit Querschnitten). Sie überschneidet sich mit anderen Schematisierungen. Der eine oder andere von mir beschriebene Typ mag den Typologien anderer Autoren ähneln. Das Klassifizierungs-Schema (Tabelle 2) ist weder vollständig noch definitiv. Aber ich hoffe, es erweckt in Ihnen Erinnerungen an eigene Erfahrungen und Beobachtungen.

Der expansive Typus

Oft fühlen wir uns über längere Zeit beflügelt, aus uns herauszukommen, Kontakt mit Menschen und Dingen unserer Umgebung aufzunehmen. Dabei können wir enthusiastisch, vital und zielbe-

Expansive Typen

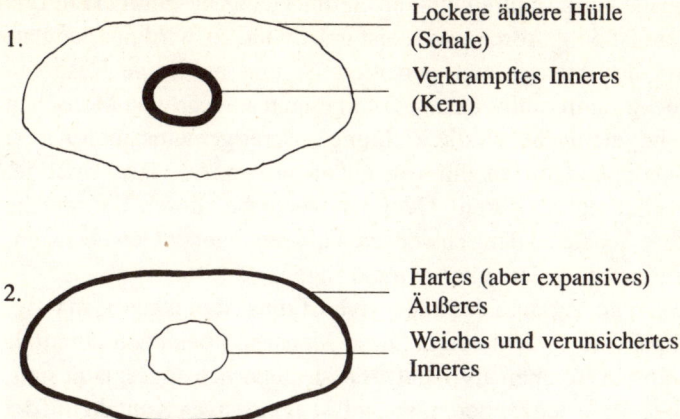

1. Lockere äußere Hülle (Schale)

   Verkrampftes Inneres (Kern)

2. Hartes (aber expansives) Äußeres

   Weiches und verunsichertes Inneres

Abb. 22
Expansive Menschen bauen oft eine lockere äußere Hülle um den Körper (Geist) auf. Diese ist eine weiche, fette oder poröse Schutzschicht, ein Kissen gegen Schmerz und Spannung. Eine andere Variante des expansiven Typus ist muskulös, massiv, kompakt und dickhäutig. Solche Menschen können sehr viel äußeren Streß verkraften.

wußt sein, aber auch stiller, langsamer und nicht so zielbewußt. Viele Menschen konzentrieren sich die längste Zeit ihres Lebens auf diese extrovertierte Dimension und vernachlässigen dabei ihre innere Seite. Sie entfalten einen ausgedehnten, gut entwikkelten äußeren Panzer und Verteidigungsmechanismus, um ihr Leben zu meistern. Ich unterscheide zwei Formen dieser Typen: den weichen Typus, außen locker und innen verkrampft, und den harten Typus, der außen fest und innen locker ist.

Der weiche Typus hat eine lockere, äußere Hülle entwickelt, die ihm eine weiche, wabblige, poröse Pufferzone gegen Schmerzen, Anforderungen, Schocks und Spannungen des Alltags bietet. Obwohl diese große elastische Oberfläche einen ausgedehnten flexiblen Kontakt mit der Welt und den anderen herstellt, ist sie doch eine Schale, eine Art Kissen, die es dem Individuum ermöglicht, von der Oberfläche her zu reagieren, langsam und ohne die verkrampften inneren Gefühle dabei auszudrücken. Das Innere ist eingefroren und meist unbewußt. Es wird nur genützt, wenn der Mensch tief getroffen ist und auf seine Reserven zurückgreifen muß. Wenn ich mit einem so gearteten Menschen arbeite, erforsche ich die Richtung unserer gemeinsamen Arbeit entweder indem ich ihn von außen provoziere, ihn ermutige, schneller zu reagieren. Oder ich versuche, durch die weiche äußere Schale zu den schwer erreichbaren inneren Gewebslagen, Gefühlen und Gedanken vorzudringen.

Die zweite Variante des expansiven Typus ist muskulös, massig, kompakt oder dickhäutig. Diese Menschen benützen ebenfalls ihr Körpervolumen als Schutz. Da sie äußerlich angespannt sind, genießen sie den rauheren, sogar fast aggressiven Kontakt mit der Umwelt. Ihre Reaktionen sind oft schnell, bleiben aber oberflächlich bis die harte Schale zerstört oder aufgelöst wird. Mit diesen Klienten versuche ich einen kraftvollen aggressiven Zusammenstoß. Manchmal versuche ich aber auch, ihren äußeren Panzer sanft zu umgehen und ermutige sie, ihr weiches Inneres aufzudecken. Bei beiden Strategien finde ich es hilfreich, sofort nach dem Verschwinden des äußeren Panzers nach Techniken zu suchen, die das oft verunsicherte, schwache Innere nicht angreifen – zum Beispiel geführte Bewegung und langsame, behutsame Einführung in neue Haltungen.

Der kontrahierte Typus

Während das Leben des expansiven Typus reich ist an Außenkontakten, verschließt sich der kontrahierte Typus und umgeht jedes äußere Engagement, jede Wechselbeziehung. Oft erscheinen diese Menschen nach außen ausgeglichen. Unter der ruhigen Oberfläche jedoch erzeugen sie bewußte, aktive, angespannte Bewegungen (anders als der weiche, expansive Typus, der innerlich angespannt und unbeweglich ist). Diese innere Aktivi-

Kontrahierter Typus

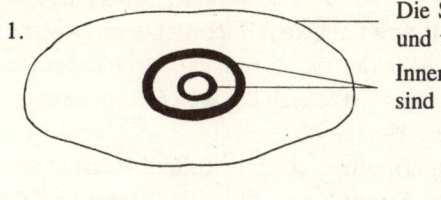

1. Die Schale ist unbewußt
und vernachläßigt

Innerer und äußerer Kern
sind angespannt

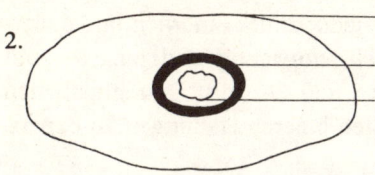

2. Die Schale ist unbewußt
und vernachläßigt

Der äußere Kern ist angespannt

Der innere Kern ist inaktiv,
verunsichert und befangen.

Abb. 23
Der Mensch kann an der Oberfläche ruhig und weich sein, aber darunter ist
sein Kern voller Aktivität und verspannter innerer Bewegung. Dabei kann
1. der ganze Kern überaktiv sein oder
2. der äußere Teil des Kerns die tiefen, schwachen und verunsicherten
Muskeln des inneren Kerns behindern.

tät kann sich auf zweierlei Art ausdrücken. Beim harten kontrahierten Typus ist die Struktur des ganzen Kernes überaktiv und
die Schale wird vernachläßigt. So zum Beispiel bei dem Menschen, der jeden Außenkontakt durch eine Flut innerer Bewegungen vermeidet. Hier ist das Äußere zwar relativ locker, aber es
fehlt die Aufnahmebereitschaft, die langsame bewußte Reaktionsfähigkeit des weicheren, expansiven Menschen. Beim weichen kontrahierten Typus sind die tiefen äußeren Muskeln verkrampft (sie können als die Peripherie des Kerns betrachtet
werden). Sie umgeben die tiefen inneren Muskeln (den inneren
Kern). Die Verspannung der relativ tief sitzenden äußeren Muskeln (peripherer Kern) hält die tieferen inneren Muskeln fest
(innerer Kern) und behindert so ihre Beweglichkeit und Kraft.
(Wir haben gesehen, wie beispielsweise der Psoas von den ihn

umgebenden Muskeln überwältigt werden kann.) Der äußere Kern ist dann angespannt und überentwickelt, während der innere Kern locker, inaktiv und schwach bleibt. Dieser weiche kontrahierte Typus unterscheidet sich vom expansiven harten Menschen (der innerlich weich ist) durch die weiche und energetisch relativ reaktionsarme Hülle.

Beide kontrahierte Typen ermutige ich, ihre äußere Kraft – den Ausdruck von Ärger, Freude, Enthusiasmus, die offene Entfaltung aller Gedanken und Gefühle – zu erforschen und auch zu benützen. Dem zweiten Typus jedoch, der innerlich und äußerlich schwach ist, empfehle ich, vorsichtig und langsam mit seinen äußeren Bewegungen und Ausdrucksmöglichkeiten zusammen mit subtilen bewußten inneren Haltungen zu experimentieren.

Der labile Typus

Einige Menschen wechseln problemlos die Richtung ihrer Energie und ihres Bewußtseins von innen nach außen und umgekehrt, so, als seien sie in keiner Richtung fest verankert. Allerdings sind diese Änderungen Folge ihrer mangelnden Stabilität und geschehen nicht in Harmonie mit ihrer Umwelt. Es gibt zwei Arten labiler Menschen. Die einen haben ein »überdehntes« Selbst, bei den anderen kommt es zu einer permanenten Fluktuation innerhalb des Selbst. Überdehnung führt zu Ausweitung oder zu Verspannungen. Diese Menschen sind normalerweise ausgeglichen in ihrer inneren und äußeren Aktivität. In Streßsituationen jedoch leiten sie zuviel ihrer Energie nach außen oder nach innen. Mit einer Seite ihres Daseins haben sie oft keine Probleme. Wenn sie in ihrer eigenen Ausdehnung ermüden und sich nicht entsprechend »zusammenziehen« können, haben sie die Tendenz, sich in sich selbst zurückzuziehen. Auch dann noch können sie ihre äußeren Anforderungen erfüllen. Ihre Schwäche geht in eine Richtung, und im Gegensatz zu den vorher beschriebenen aufge-

Labile Typen

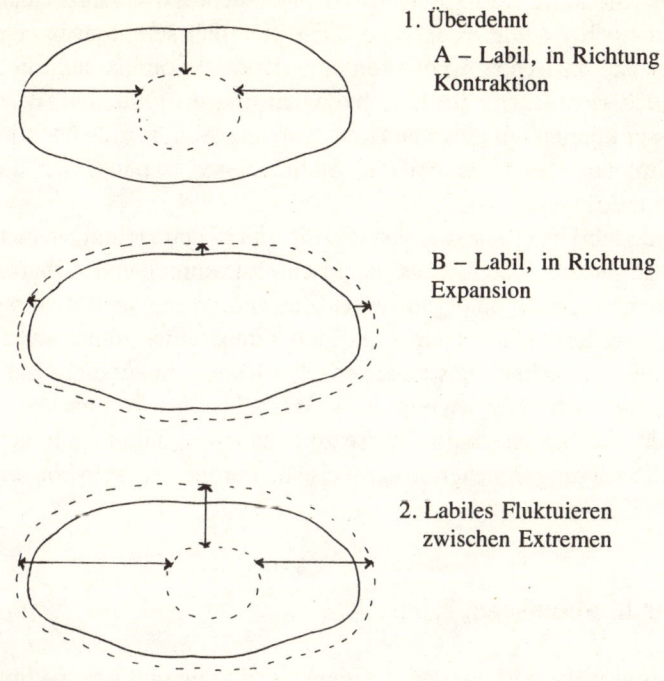

1. Überdehnt

 A – Labil, in Richtung
 Kontraktion

B – Labil, in Richtung
Expansion

2. Labiles Fluktuieren
 zwischen Extremen

Abb. 24
Labile Menschen überdehnen sich oder fluktuieren zwischen Extremen. Sie überdehnen ihre Energie, indem sie sich entweder verkrampfen und zusammenziehen oder ihre Energie ausdehnen und sie verbrauchen. Sie bewegen sich unberechenbar zwischen Kontraktion und Expansion.

blähten und verspannten Typen besitzen sie noch, wenn auch nur zeitweise die Fähigkeit, das Gleichgewicht zwischen innen und außen zu erreichen.
Die zweite Form der Labilität findet man in Personen, die sich wild zwischen Extremen hin und her bewegen. Diese Personen blähen sich auf, um sich im nächsten Moment zu verkrampfen. Typisch für diese Kategorie ist der Mensch, der in einigen Tagen

und Wochen exzessiv zunimmt, aber ebenso schnell wieder an Gewicht verliert. Er kann auch manisch-depressive Züge haben, jetzt noch freudig erregt und dann plötzlich sehr traurig. Der Wechsel zwischen Expansion und Kontraktion ist natürlich, jedoch je mehr wir im Gleichgewicht und im Fluß sind, desto besser können wir eine klare und spontane Wahl treffen über den Zeitpunkt, den Grad und die Stärke dieser Expansionen und Kontraktionen.

Beide labilen Typen sind im Gewebe und in den Haltungen nicht ausgeglichen. Unter Druck brechen sie zusammen und verharren in einem laschen unorganisierten Zustand. Wenn sie tief getroffen wurden, können sie sich auch hinter einer überspannten Verteidigungshaltung verstecken. Aus Rücksicht auf diese Labilität halte ich es für wichtig, diese Menschen in einer unprovokativen und berechenbaren Weise zu behandeln, damit sie lernen, daß Änderungen sicher, stufenweise und progressiv sein können.

Der harmonische Typus

Es gibt wenige Menschen, bei denen Dehnung und Kontraktion, inneres und äußeres Selbst im Gleichgewicht stehen. Sie ändern sich mit und nicht wegen ihrer Umwelt. Ihre Persönlichkeit hat in den äußeren, mittleren und tiefen Lagen mehr oder weniger denselben Tonus, dieselbe Flexibilität und dieselbe Reaktionsfähigkeit. Sie besitzen kaum einen schützenden Kern oder eine schützende Schale, da sie ihr ganzes Selbst mobilisieren können, wenn es von außen oder von innen bedroht wird. Wenn wir wirklich leben, zersetzen sich Kern und Schale. Die Energie fließt leicht von außen nach innen und von innen nach außen. Die großen äußeren Muskeln, die unseren Bewegungen ihre Kraft geben und die inneren Muskeln, die ihnen ihre subtile Richtung und ihre Stabilität geben, sind im Gleichgewicht.

Sind solche Menschen über einen längeren Zeitraum Streß unterworfen, versuchen sie, sich zu schützen, indem sie die Reich-

Der Harmonische Typus

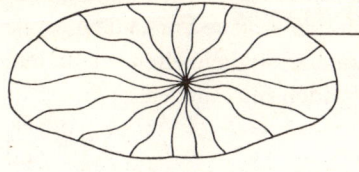

Weder Kern noch Schale;
Inneres und Äußeres sind Aspekte
derselben Energie.
Innere und äußere Muskeln
arbeiten harmonisch zusammen.

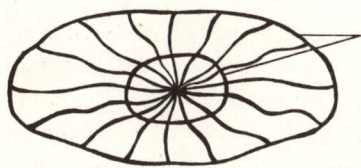

Ausgeglichener aber etwas
beschränkter Kern und Schale.
Gleiches Ausmaß des Panzers
um Kern und um Schale.

Abb. 25

Es gibt einige Menschen, bei denen Schutzkern und Schutzschale nur
schwach ausgeprägt sind. Sie sind innen und außen im Gleichgewicht.
Expansion und Kontraktion der Energie ist bei ihnen flexibel und ausgeglichen. Wenn diese Menschen längere Zeit Streß leiden, können auch sie
Spannungen entwickeln. Diese Spannung verteilt sich jedoch gleichmäßig
auf ihre inneren und äußeren Aktivitäten.

weite ihrer Dehnungen und Kontraktionen gleichmäßig verringern, ohne das Gleichgewicht zwischen innen und außen zu
verlieren. Mit diesen Menschen arbeite ich besonders gerne, da
ihre Änderungen gleichmäßig und schnell erfolgen. Vergleichen
Sie einmal diesen ausgewogenen Prozeß, mit dem des aufgeblähten Menschen. Dieser reagiert nur langsam auf Angriffe in seine
weiche Pufferzone oder wird konfus, wenn sich sein hartes
Äußeres öffnet. Oder der kontrahierte Typus: Er vermeidet
hartnäckig tiefe und sanfte Hingabe. Der labile Typus schließlich
wechselt andauernd seine Richtung, um der Konfrontation aus
dem Wege zu gehen.
Bei meiner Arbeit erkenne ich, daß jeder Typus auch ein Stereotyp ist und daß wir nur nach Anfangspunkten und Vergleichsmöglichkeiten suchen. Jeder wird verschieden reagieren auf die

oben beschriebenen Wege der Erforschung und Behandlung. Und derselbe Mensch kann zu verschiedenen Zeiten unterschiedlich reagieren. Deshalb mache ich immer neue Vorschläge, stelle neue Fragen, versuche neue Kontaktmöglichkeiten zu finden; gleichzeitig erkenne ich, daß auch ich mich ändere.

Anhang

Literaturnachweise

2 Die Grundlagen des Wandels der Persönlichkeit

1 Ron Kurtz und Hector Prestera, *Botschaften des Körpers*, Kösel, München, 2. Aufl. 1981.
2 Siehe: Wilhelm Reich, *Charakteranalyse*, Allgemeine Reihe 6755, Fischer Taschenbuch, Frankfurt a. M., 1981; Alexander Lowen, *Körperausdruck und Persönlichkeit*, Kösel, München, 1981.
Für einen Überblick einiger von Freud und Jung beschriebener Typen siehe: Ralph Metzner, *Know Your Type*, Anchor, New York, 1979.

3 Begrenzung und Aufspaltung der Persönlichkeit

1 Moshe Feldenkrais, *Body and Mature Behaviour*, International Universities press, New York, 1973, S. 53.
2 Siehe: David Boadella, *Wilhelm Reich*, Bücher des Wissens 6760, Fischer Taschenbuch, Frankfurt a. M., 1983; W. E. Mann, *Orgone, Reich and Eros*, Simon und Schuster, New York, 1973.
3 Don Johnson, *Rolfing und die menschliche Flexibilität*, Synthesis, Essen, 1980, S. 30.
4 Ronald Melzack, *Das Rätsel des Schmerzes*, Hippokrates, Stuttgart, 1977, S. 124.
5 ebd., S. 151–152.
6 ebd., S. 153–154.
7 Ida Rolf, »Structural Integration: A Contribution to the Understanding of Stress«, *Confinia Psychiatric XVI*, 1973, S. 71.
8 Ida Rolf, *Rolfing, The Integration of Human Structures*, Dennis Landman, Santa Monica, 1977, S. 17.
9 ebd., S. 26–27.
10 Ken Dychtwald, *Körperbewußtsein*, Synthesis, Essen, 1981, S. 141.
11 R. D. Laing, *Knoten*, Rowohlt, Reinbek b. Hamburg, 1972, S. 89.

4 Der Prozeß der Befreiung

1 Ida Rolf, *Rolfing, The Integration of Human Structures*, a.a.O., S. 118.
2 Anand Margo, *Tantra, Weg der Ekstase*, Sannyas Verlag, Meinhard, 1982.
3 W. E. Mann, *Orgone, Reich and Eros*, a.a.O.
4 vgl. mit Darstellungen in Mary E. Todd. *The Thinking Body*, Dance Horizons, New York, 1973.
5 Ronald Melzack, *Das Rätsel des Schmerzes*, a.a.O., S. 153.

5 Gleichgewicht, Atem und Energie

1 Wilhelm Reich, *Die Entdeckung des Orgons, Die Funktion des Orgasmus*, Kiepenheuer & Witsch, Köln, Berlin, 4. Aufl. 1970, S. 234 ff.
2 Für einige interessante Übungen zur Befreiung der Atmung siehe: Hiltrud Lodes, *Atme richtig*, Ehrenwirth, München, 1977.
3 Sondra Ray und Leonard Orr, *Rebirthing in the New Age*, Celestial Arts, Milbrae, 1976.

6 Die Integration des Selbst

1 Siehe: Ron Kurtz und Hector Prestera, *Botschaften des Körpers*, a.a.O.; Ken Dychtwald, *Körperbewußtsein*, a.a.O.
2 Howard Gardener, »How the Split Brain gets a Joke«, *Psychology Today*, Februar 1981, S. 74–78.
3 Gregory Bateson, *Ökologie des Geistes*, Suhrkamp Verlag, Frankfurt a. M., 6. Aufl. 1983.
4 Sam Keen, *Stimmen und Visionen*, Suhrkamp Taschenbuch 545, Frankfurt a. M., 1979, S. 172.

7 Sich mitteilen und verwandeln

1 Thomas Szasz, *Mythos der Psychotherapie*, Europa Verlag, Wien, 1982; *Sex by Prescription*, Anchor, New York, 1980.
2 Ron Kurtz, *Ron Kurtz Method of Body Centered Psychotherapy, Training Manual*, Hakomi Institute, Putnam, 1981, S. 39.
3 ebd., S. 41.
4 Ralph Metzner, *Know Your Type*, a.a.O.

Adressen

Das internationale Zentrum für Entspannung und Integration befindet
sich in San Francisco:
International Center for Release and Integration,
Jack Painter, 450 Hillside Avenue, Mill Valley, Ca. 94941
Tel.: 415-383-4017.
Hier ist Informationsmaterial erhältlich über Ausbildungsprogramme,
Lehrpersonal und Therapeuten in den USA, England, Frankreich,
Schweden, Dänemark, Italien, Kanada, Mexiko, Australien, Brasilien,
Venezuela und Israel.

Kontaktadressen für Deutschland

Zentrum für Entspannung und Integration
Jack Painter, Rita Erken, Oppenhoffallee 159, 5100 Aachen
Tel.: 0241/512673
(Rita Erken gibt den Deutschen Rundbrief für Posturale Integration
heraus).

Institut für Ganzheitstherapie und Posturale Integration
Hiltrud Lodes, Dietlindenstraße 7, 8000 München 40
Tel.: 089/369652.

Zentrum Coloman
Peter Kriester, Garret (Midge) Newell, Augustenstr. 46, 8000 München
40
Tel.: 089/522181

Posturale Integration
Sybille Romanens-Geiger, Garret (Midge) Newell, Kennedyallee 38,
6000 Frankfurt 70
Tel.: 0611/637624

Zentrum für Posturale Integration und Selbsterfahrung
Manfred Martin, Marschall 7, 8150 Holzkirchen
Tel.: 08024/7700
(Dies ist auch die Kontaktadresse für die: Deutsche Gesellschaft für
Posturale Integration – DGPI)

Forum Posturale Integration
Toni Eckert, Georg Huber, c/o Zentrum für individuelles und soziales
Wachstum e. V., Spitalstr. 1, 7850 Lörrach
Tel.: 07621/49281 oder 07621/78439

Kontaktadressen für die Schweiz

Institut für Posturale Integration
Andreas Vontobel, Gladbachstr. 120, CH-8044 Zürich
Tel.: 01/2527233.
Ausbilder: Thea Altherr, Peter Schroeter, Stephen Vasey.

Swami Achintya
Postlagernd, CH-1000 Lausanne 4
(gibt »European Postural Integration Newsletter« heraus)

Kontaktadresse für Österreich

Institut für Posturale Integration
Ma Deva Nartana, Erentrudistr. 17, A-5020 Salzburg
Tel.: 06222/214914